高等医药院校教材

供基础、临床、口腔、检验、麻醉、法医、护理等专业用

医学遗传学实验指导

第2版

主　编　张志敏　李学英

副主编　潘有福　杨明理

编　委　（按姓氏笔画排序）

王　哲（遵义医科大学）　　　张青峰（遵义医科大学）

李学英（遵义医科大学）　　　陆科羽（遵义医科大学）

杨　芳（昆明医科大学）　　　易浩安（昆明医科大学）

杨明理（遵义医科大学）　　　郑　翔（遵义医科大学）

吴明松（湖州师范学院）　　　单士刚（湖北科技学院）

吴艳瑞（昆明医科大学）　　　赵远锋（遵义医科大学）

张　璐（昆明医科大学）　　　谢　健（遵义医科大学）

张志敏（遵义医科大学）　　　潘有福（遵义医科大学）

人民卫生出版社

·北京·

图书在版编目（CIP）数据

医学遗传学实验指导 / 张志敏,李学英主编.
2 版 . -- 北京 ： 人民卫生出版社，2024. 12. -- ISBN
978-7-117-37279-4

Ⅰ. R394-33

中国国家版本馆 CIP 数据核字第 2024TD4384 号

人卫智网	www.ipmph.com	医学教育、学术、考试、健康，
		购书智慧智能综合服务平台
人卫官网	www.pmph.com	人卫官方资讯发布平台

医学遗传学实验指导
Yixue Yichuanxue Shiyan Zhidao
第 2 版

主　　编：张志敏　李学英
出版发行：人民卫生出版社（中继线 010-59780011）
地　　址：北京市朝阳区潘家园南里 19 号
邮　　编：100021
E － mail：pmph @ pmph.com
购书热线：010-59787592　010-59787584　010-65264830
印　　刷：三河市潮河印业有限公司
经　　销：新华书店
开　　本：787 × 1092　1/16　　印张：4
字　　数：100 千字
版　　次：2019 年 8 月第 1 版　　2024 年 12 月第 2 版
印　　次：2025 年 1 月第 1 次印刷
标准书号：ISBN 978-7-117-37279-4
定　　价：29.00 元

打击盗版举报电话: 010-59787491　E-mail: WQ @ pmph.com
质量问题联系电话: 010-59787234　E-mail: zhiliang @ pmph.com
数字融合服务电话: 4001118166　E-mail: zengzhi @ pmph.com

内容提要

　　《医学遗传学实验指导》(第 2 版)内容包括基础的生物学实验,如普通光学显微镜的结构和使用、传统的生物学绘图方法以及有关医学遗传学的实验内容。

　　普通光学显微镜的使用和观察、生物学绘图是生命科学实验的基本操作技能,显微镜下绘图要求正确、真实、精细、美观。医学遗传学实验内容旨在以科学的、创新研究性的教育理念,以基础生物学实验内容为切入点,从课堂教学实验到开放性实验,不同层次地组织了具有科学性、知识性、可操作性,难易适度的 14 个代表性实验。

　　第一部分是课堂教学实验,包括 7 个基本的遗传学实验,涉及人类遗传学、细胞遗传学、医学遗传学和临床遗传学的基本内容,包括动物染色体标本的制备与观察、人外周血淋巴细胞培养及染色体标本制备、人类染色体非显带核型分析、人类染色体 G 显带标本制备与观察、人类染色体 G 显带核型分析、遗传病的系谱分析与遗传咨询、人类性状的遗传学分析。这些实验内容在普通高等医药本科院校或专科学校都可以开展,实验成本较低,普通院校都具备开展条件。

　　第二部分是开放性实验,也包括 7 个实验,涉及临床细胞遗传学和分子遗传学,分别是单细胞凝胶电泳技术、人类基因组 DNA 提取及 PCR 法鉴定性别、人类 X 染色质标本的制备与观察、Y 染色体短串联重复序列的多态性分析、遗传毒物对染色体诱变和细胞增殖影响的检测、G6PD 缺乏症筛查和基因检测、姐妹染色单体差别染色及 SCE 分析。这部分实验开展成本较高,有一定难度,可以作为开放性实验以补充拓展课堂教学内容。

前　言

陈竺院士在其主编的长学制《医学遗传学》（第 3 版）教材中明确指出："继承与创新是一本教材不断完善和发展的主旋律。"《医学遗传学实验指导》一书，是在遵义医科大学李学英教授2007 年主编的、专为该校医学生使用并已修订 3 版的自编实验指导教材的基础上发展和完善后出版的。

本实验指导由来自国内 4 个省份的 4 所院校医学遗传学学科在岗教师共同编写。全书共有14 个实验内容，其中既有巩固和强化基础知识、基本理论及基本技能训练的验证性实验，也有着重培养学生能力的综合性、探索性及创新性实验，分为课堂教学实验和开放性实验两个部分，方便各学校根据实际情况开展实验教学。

本书可作为医学类各专业本科生医学遗传学课程的实验教材，也可用作相关专业研究生医学遗传学实验课程教材，还可供从事大中专相关领域教学科研的科技工作者参考。

本书出版得到了昆明医科大学何永蜀教授、湖北科技学院单士刚教授、湖州师范学院吴明松教授以及其他参编老师的大力支持，在此，对他们的辛勤付出表示诚挚的谢意！

虽然编者对本书的编写花费了不少时间和精力，但是由于编写时间紧迫，不足之处在所难免。希望使用本书的老师和同学提出宝贵意见，以便修订后使本实验指导日臻完善。

张志敏　李学英
2024 年 12 月

目　录

普通光学显微镜的结构和使用

普通光学显微镜(ordinary light microscope)在生物科学和医学的科研与教学工作中应用广泛,常用于细胞及亚细胞结构、组织病理切片、细菌形态的观察。

一、基本构造

普通光学显微镜由机械部分和光学系统构成(图1)。

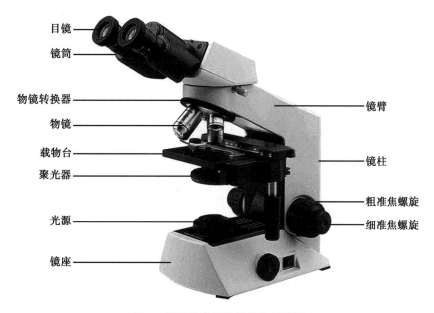

目镜
镜筒
物镜转换器
物镜
载物台
聚光器
光源
镜座
镜臂
镜柱
粗准焦螺旋
细准焦螺旋

图1 普通光学显微镜结构示意图

(一)机械部分

1. **镜筒** 位于显微镜最上方的圆筒状结构,上下分别连接目镜和物镜转换器。

2. **镜臂** 连接镜筒与镜柱的结构,也是移动显微镜时手握的部位。

3. **镜柱** 连接镜座和镜臂的直立结构。

4. **调焦器** 位于镜柱上调节焦距的两个螺旋,使载物台上下移动,包括粗准焦螺旋和细准焦螺旋。粗准焦螺旋可使载物台快速地升降,在低倍镜下使用,切忌用于高倍镜调焦;细准焦螺旋可使载物台缓慢地升降,在高倍镜和油镜下使用。

5. **镜座** 位于显微镜底部,支持和稳定整个镜体。

6. **物镜转换器** 安装在镜筒下方的圆盘状结构,可自由旋转,圆盘上装有不同放大倍数的物镜。旋转物镜转换器,将物镜光轴对准通光孔即可观察。注意:换用物镜时不能用手直接接

1

触物镜,而应该旋转物镜上方的圆盘。

7. 载物台 也称镜台。是放置标本的装置,位于物镜转换器正下方。载物台正中有一通光孔;靠近镜臂一方装有推片器,推片器一侧有弹簧夹,用于标本的固定;载物台一侧有推片器调节轮,可使标本左右前后移动。

(二)光学系统

1. 目镜 位于镜筒上端,由两块透镜组成,将物镜所呈的像再次放大,但不增加分辨力。在目镜边缘有 4×、10×、40× 等标记,表示放大倍数,10× 的目镜在临床教学和科研中最常用。

2. 物镜 安装在物镜转换器上,将所观察物体第一次放大,是决定显微镜分辨力的重要光学部件。物镜常用的放大倍数有 4×、10×、40×、100×,其中 4×、10× 的物镜为低倍镜,40× 为高倍镜,100× 为油镜。每个物镜上都标有与其相对应的参数,如 10× 物镜上标有 10/0.3 和 160/0.17,表示该物镜放大倍数为 10 倍,数值孔径(numerical aperture, NA)为 0.3,镜筒长度和盖玻片厚度分别为 160mm、0.17mm。数值孔径又称为镜口率,其数值越大表示显微镜分辨力越高。

3. 聚光器 将光线汇聚到标本上,增强标本的照明,升降聚光器可调节照明强度和对比度。

4. 虹彩光圈 位于聚光器下方,由薄金属片组成,中心形成圆孔,调节光圈大小可获得合适的光量和较高的清晰度。

5. 光源 光源灯位于镜座内,可调节光源强度。

二、光学显微镜的使用

1. 使用前的准备 一手握住镜臂,另一手托住镜座,将显微镜从镜柜里取出,放在身体左前方的实验台上(距离实验台边缘 10cm 左右的位置)。如需移动显微镜,则一手握住镜臂,另一手托住镜座移动,切忌直接拖拽显微镜。

2. 低倍镜观察 打开电源;转动粗准焦螺旋,使载物台下降;转动物镜转换器,将低倍镜对准通光孔;打开光圈,上升聚光器,调节光源亮度,使视野中光线亮度适中、均匀。

将标本放置在载物台上,并用推片器固定;移动载物台,使待观察的标本对准通光孔。

转动粗准焦螺旋,使标本距离低倍镜约 0.6cm;一边用目镜观察,一边缓慢转动粗准焦螺旋,当视野中出现图像时使用细准焦螺旋调节,直至出现清晰图像。

3. 高倍镜观察 先用低倍镜找到需要观察的标本;转动物镜转换器,将高倍镜对准通光孔;缓慢转动细准焦螺旋,直至出现清晰图像。(高倍镜观察时,严禁使用粗准焦螺旋,以免损坏镜头或标本!)

4. 油镜观察 先在高倍镜下找到待观察的目标;将聚光器升到最高,光圈开到最大;转动物镜转换器,移开高倍镜;在待观察标本部位滴一滴香柏油;再次转动物镜转换器,使油镜对准通光孔,同时镜头与香柏油接触;缓慢转动细准焦螺旋,直至目镜中出现清晰图像。(油镜观察时,严禁使用粗准焦螺旋,以免损坏镜头或标本!)

油镜使用后必须用蘸有清洁剂或二甲苯的擦镜纸及时将镜头和标本上的油擦净。

(杨明理　赵远锋)

生物学绘图方法

【实验目的】

1. 掌握正确的生物绘图方法。
2. 掌握正确标注图注的规范要求。
3. 感知生物绘图中蕴含的自然和生命之美。

【实验器材】

HB 及 2H、3H 绘图铅笔、直尺、橡皮擦、绘图纸、铅笔刀等。

一、生物绘图的特点和意义

在生命科学实验教学中,教师会要求学生在白纸上用铅笔绘制肉眼或显微镜下观察的内容。生物绘图能力培养是综合素质培养的重要组成部分,通过绘图能够培养学生科学的观察能力、思维方法和表达能力,也能训练学生的实验基本技能。生物绘图是对实际观察内容的准确表示,它与艺术绘图具有本质的区别。艺术绘图是通过绘图者的记忆和想象来完成的,并可进行后期的装饰和加工,所以艺术绘图既可以是准确的又可以是抽象的。生物绘图只在实际观察样本时同步准确完成,应该缓慢而小心地绘制,绘图者应每隔几秒观察一次样品,以确保其准确性。

二、生物绘图的要求

1. 内容科学性　具有高度真实性,不得有科学性错误。形态结构要准确,比例适宜,力求绘图准确而精美。位置略偏左,右边留着标注图注。

2. 重点突出性　重点描绘主要形态特征,其他部分可仅绘出轮廓,以表示其完整性。

3. 流畅整洁性　图中的点要圆润均匀,大小一致,不拖尾;线条要光滑、匀称。图面要力求整洁,铅笔要保持尖锐,尽量少用橡皮。

4. 标注准确性　图注字体用正楷,大小均匀,不能潦草。图注线用直尺画出,间隔要均匀,且一般多向右边引出,图注部分接近时可用折线,但图注线之间不能交叉,图注要尽量排列整齐。

5. 信息完整性　绘图完成后在绘图纸上方注明实验名称、班级、姓名、时间等,在图的下方注明图名及放大倍数。

三、生物绘图的常用方法

生物绘图通常采用"积点成线,积线成面"的表现手法,即用线条和圆点来完成全图。明暗

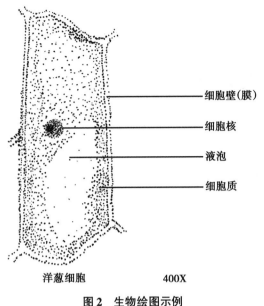

细胞壁(膜)

细胞核

液泡

细胞质

洋葱细胞　　　　　400X

图2　生物绘图示例

和深浅的表现方式最常见的是点点衬阴法和线条衬阴法。

1. 点点衬阴法　将图形画出后,用铅笔点出圆点表示明暗和深浅,给予立体感(图2)。暗处点要密,明处点要疏,有点之处皆代表有物质存在。打点要均匀,点点要从明处点起,一行行交互着点。

2. 线条衬阴法　又称涂抹阴影法,是依靠线条的疏密来表示明暗和深浅。

四、生物绘图的基本步骤

1. 材料准备　准备 HB、2H 或 3H 绘图铅笔(通常用 2H 或 3H)、干净的橡皮、直尺、绘图纸、铅笔刀等。

2. 仔细观察　绘图前认真观察标本,辨别出实物标本的结构特点,切忌抄书或凭空想象。

3. 构图及轮廓勾勒　根据绘图纸大小和绘图的数目,安排好每个图的位置及大小,并留好图注和图名的位置。用 HB 铅笔轻轻将所观察标本的轮廓画出,在确认比例无误后,再用 2H 或 3H 铅笔把各部分勾画出来。

4. 点线成图　用点和线条来完成全图。点要点得圆润、均匀,其疏密程度表示不同部位明暗和深浅。线条要均匀、平滑,无深浅、虚实之分,无明显的起落笔痕迹,尽可能一气呵成、不反复。

5. 标注图注　绘好图之后,用图注线和文字注明各部分名称。图注应详细、准确,所有文字一律用平行引线向右侧注明,同时要求所有引线右边末端在同一垂直线上(图2)。

6. 完善信息　在绘图纸上方注明实验名称、班级、姓名、时间等信息,在图的下方注明图名及放大倍数。

【注意事项】

1. 绘图和标注使用铅笔,不得使用钢笔、中性笔、圆珠笔或其他笔。
2. 点点衬阴法不可用涂抹阴影的方法代替点点,初学者尤为注意。
3. 保证充足的时间来进行生物绘图,这样就不会因为压力而赶制出粗糙的成品。

(张　璐)

第一部分　课堂教学实验

实验一   动物染色体标本的制备与观察

【预习】

染色体相关知识。

【实验目的】

1. 掌握动物骨髓细胞染色体标本的制作方法。
2. 熟悉小鼠染色体的形态特征及数目。
3. 了解秋水仙素处理的意义。

【实验原理】

染色体只有在分裂期的细胞,特别是中期细胞中表现出典型形态,便于观察和计数,所以必须采用特殊的技术方法,从发生有丝分裂的组织和细胞悬液中得到。最常用的途径是从骨髓细胞、血淋巴细胞和组织培养的细胞中制备。骨髓细胞数量多,分裂旺盛,不需体外培养和无菌操作,便于取材。

【器材、试剂与材料】

1. **器材**   离心机、显微镜、天平、染色缸、解剖剪、解剖镊、肾形弯盘、注射器、离心管、吸管、试管架、冰载玻片、酒精灯、纱布。
2. **试剂**   秋水仙素(100μg/ml)、低渗液(0.075mol/L KCl)、甲醇:冰醋酸(3:1)固定液、吉姆萨(Giemsa)染液、0.067mol/L 磷酸缓冲液(pH 7.4)。
3. **材料**   成年小鼠。

【实验步骤】

1. **注射秋水仙素**   实验前 3~4h,给小鼠腹腔注射秋水仙素(4μg/g 体重)。由于秋水仙素能抑制纺锤体的形成,从而使有丝分裂停止于中期。
2. **取股骨**   用颈椎脱臼法处死小鼠,在盘中用剪刀剪开小鼠后肢大腿上的皮肤和肌肉,暴露出股骨及其两端相连的关节,然后从两端关节头处分离下股骨,用纱布擦净骨上残余的肌肉和血液。
3. **收集细胞和低渗处理**   先在离心管中加入 5ml 0.075mol/L KCl 低渗溶液,然后在股骨两端剪去少量骨质使骨髓腔暴露(注意不能剪掉太多,以防骨髓细胞过多丢失)。用镊子夹住股骨中部,用注射器抽取离心管中的低渗溶液,将针头从股骨一端插入骨髓腔,冲洗腔内骨髓于离心管中,反复冲洗直至骨髓腔变白为止,在 37℃下静置 25min。

经低渗处理可使细胞膨胀,促使中期染色体散开。

4. **固定和离心**   终止低渗处理前 1~2min,加入固定液 0.1ml,用吸管轻轻吸液吹打混匀,进行预固定。将离心管作好标记，并将放于离心机对称位置的两支离心管在天平上配平重量，以1 500r/min离心5min，用吸管小心吸去上清液，沿管壁加入固定液至5ml，并用吸管将沉淀物轻轻吹打，使细胞悬浮均匀。静置15min，重复离心一次。

5. 制备骨髓细胞悬液　吸去上清液，在留有细胞的离心管中加入0.3~0.5ml固定液，用吸管轻轻吹打制成细胞悬液。注意吹打时不要把悬液吸到吸管上部宽大部分，以免细胞粘于管壁上而丢失。

6. 滴片　取一张冰载玻片，吸取细胞悬液，在离载玻片100cm以上的高度，滴2~3滴于冰载玻片上，轻吹片上的液滴，以便染色体铺展和分散，立即在酒精灯火焰上微烤，将制片倾斜放置晾干。

7. 染色　将标本片置于染色缸中，用吉姆萨染液染色5min，用水冲去多余染液，晾干，光镜下观察。

【结果观察】

将制好的染色体标本片，先在低倍镜下作全面观察，可见到许多大小不等被染成紫红的圆形的间期细胞核，仔细寻找分散在它们之间的中期分裂象，选取染色体形态良好，分散适中的分裂象，移至视野中央，转换高倍镜进行观察分析。小鼠染色体一般呈"U"形，均为端着丝粒染色体，染色体2n=40，其中19对为常染色体，1对为性染色体，X染色体的大小介于2、3号染色体之间，Y染色体最小，可参照小鼠染色体照片加以观察。

【作业】

1. 绘制一个光镜下所观察到的小鼠骨髓细胞中期分裂象的染色体。
2. 评价所做的小鼠骨髓细胞染色体标本质量，分析成败原因。

【试剂的配制】

1. 秋水仙素（100μg/ml）

秋水仙素	10.0mg
灭菌生理盐水	100ml

2. 氯化钾低渗液（0.075mol/L）

氯化钾（KCl）	559mg
蒸馏水	100ml

3. 甲醇冰醋酸固定液（3:1）

甲醇	3份
冰醋酸	1份

临用时现配。

4. Giemsa染液

Giemsa染料	1g
甘油	66ml
甲醇	6ml
磷酸缓冲液（0.1mol/L，pH 7.4）	9ml

（郑　翔　李学英）

实验二 人外周血淋巴细胞培养及染色体标本制备

【预习】
1. 遗传的细胞学基础。
2. 细胞培养技术。
3. 核型分析。

【实验目的】
1. 掌握人体外周血淋巴细胞短期培养的基本方法。
2. 掌握人体外周血淋巴细胞染色体标本的制作方法。
3. 了解人类染色体形态结构特征。
4. 为 G 显带核型分析制备染色体标本。

【实验原理】

　　人外周血淋巴细胞培养及其染色体标本制作是目前临床上染色体检查最常用的基本技术。因其采血量少、操作简便,在临床医学研究和染色体病诊断中获得了广泛应用。该方法最初是由 Moorhead 等人于 1960 年建立的,后来又得到了改进。一般认为,人外周血中的淋巴细胞基本上处在 G_0 期,不进行细胞分裂。而当培养的人外周血淋巴细胞受到一定浓度的植物凝集素(phytohemagglutinin, PHA)刺激,可重新进入增殖周期进行有丝分裂。其原因为植物凝集素是丝裂原(mitogen)的一种,可与淋巴细胞表面的丝裂原受体结合,刺激淋巴细胞活化,进而转化为淋巴母细胞,并启动有丝分裂进程。人外周血淋巴细胞的微量全血经短期培养 68~72h,再经秋水仙素处理,可获得大量终止于分裂中期的淋巴细胞。对细胞进行低渗处理和固定,以及滴片和染色,可获得大量中期分裂象,用于染色体的观察和下一步的 G 显带核型分析。

【器材、试剂与材料】

　　1. 器材　一次性静脉血样采血针(2ml 或 5ml)、止血带、采血管、棉签、培养瓶、恒温 CO_2 培养箱、超净工作台、高压蒸汽消毒锅、无菌正压滤器、离心机、刻度离心管、吸管、恒温水浴锅、分析天平、架盘天平、量筒、烧杯、搪瓷盆、试管架、解剖剪刀、镊子、酒精灯、染色缸、光学显微镜、载玻片、擦镜纸等。

　　2. 试剂　RPMI 1640 培养基、小牛血清、秋水仙素、植物凝集素(PHA)、肝素、KCl 低渗液、甲醇、冰醋酸、0.1mol/L 磷酸缓冲液(pH 7.4~7.6)、Giemsa 原液、聚维酮碘消毒液、75% 酒精、二甲苯、香柏油。

　　3. 材料　新鲜人静脉血 2~5ml(由学生自愿提供)。

【实验步骤】

1. 采血前准备　对实验用品进行清洁、无菌处理；在无菌工作台上往无菌培养瓶里加入5ml RPMI 1640培养基，补加PHA(终浓度4%)，青霉素(终浓度200U/ml)。

2. 采血　用无菌注射器抽取肝素稀释液0.2ml，润湿针筒内壁，推出多余肝素。用聚维酮碘消毒液将供血者肘部皮肤消毒，使用橡皮管结扎静脉回流的上端，抽取受试者静脉血2ml，轻轻摇匀，待用。

3. 接种　在无菌工作台上，先用聚维酮碘或75%酒精消毒培养瓶的瓶塞，然后插入针头，将抽取的抗凝血迅速接种到培养瓶中，每瓶接种全血0.3ml(7号针头15滴左右)，轻轻摇匀。

4. 培养　置37℃培养箱中培养68h。每天检查，如发现血样凝集，可将培养瓶轻轻振荡，使凝块散开，继续放回37℃恒温箱内培养。

5. 秋水仙素处理　在无菌工作台上向培养瓶中滴加秋水仙素(20μg/ml)40μl，终浓度为0.05~0.45μg/ml，轻摇混匀后，继续培养至72h。

6. 收集细胞　用吸管吹打混匀培养瓶中的血细胞，吸取转移至15ml离心管中，1 500r/min离心5min，弃上清液。

7. 低渗处理　加入5~8ml预热至37℃的KCl低渗液，用吸管轻轻吹打数十次，制成单细胞悬液，置于37℃恒温水浴锅中25~30min。

8. 预固定　缓缓加入1ml新配制的固定液(甲醇：冰醋酸=3：1)，立即用吸管轻轻吹打混匀，室温固定5min后，以1 500r/min离心5min，弃上清液。

9. 固定　加入固定液至5ml，吸管吹打混匀，室温固定20min，1 500r/min离心5min，弃上清液。依上述方法再重复固定1次。

10. 制备细胞悬液　向离心管里加入0.2~0.3ml固定液，用吸管轻轻吹打混匀，制成细胞悬液。

11. 滴片　吸取细胞悬液，于适当高度滴2~3滴至冰冻后的湿载玻片上。

12. 烤片　于酒精灯火焰上过火后，空气干燥。(若用于G显带技术，则不烤片，置于37℃20h后，于80℃烘烤3h，用于G显带核型制备和分析。)

13. 染色和观察　部分烤片处理的标本经Giemsa染液染色10min，自来水冲洗，晾干，镜检。

【结果观察】

在低倍镜下选择染色体分散良好、长度适中的中期分裂象，再转至高倍镜和油镜观察、记录。

【作业】

1. 绘制一个观察到的人类淋巴细胞中期分裂象。
2. 收集部分未染色的染色体标本，用于染色体G显带核型分析的制片。

【注意事项】

1. 注意无菌操作。
2. 血样尽可能采血后立即接种，效果比较好。

3. 肝素用量不宜过多。

4. PHA 的质量、效价是培养成功的关键，用量不宜过大，否则会导致红细胞凝集，培养液的酸碱度也要合适。

5. 培养过程中若血细胞凝集，可轻轻振荡培养瓶使凝集块散开，再于 37℃ 恒温箱内继续培养。

6. 秋水仙素的浓度和处理时间要合适。如处理时间过长，虽然分裂细胞多，但是染色体短小，不宜进行形态观察。如处理时间短，则染色体细长，不宜进行染色体计数。

7. 如果个体近期用药（抗生素、消炎药），应避免采血培养。高胆红素血症（新生儿高胆红素血症），也可能影响淋巴细胞的培养质量。

【试剂的配制】

1. 秋水仙素（20μg/ml）

秋水仙素	0.01g
氯化钠（NaCl）	4.5g
灭菌蒸馏水	500ml

2. 氯化钾低渗液（0.075mol/L）

氯化钾（KCl）	0.56g
蒸馏水	100ml

3. 甲醇冰醋酸固定液（3∶1）

甲醇	3 份
冰醋酸	1 份

临用时现配。

4. Giemsa 染液

Giemsa 染料	1g
甘油	66ml
甲醇	6ml
磷酸缓冲液（0.1mol/L，pH 7.4）	9ml

（潘有福）

实验三 人类染色体非显带核型分析

【预习】

1. 核型基本概念。
2. 非显带核型分析。

【实验目的】

1. 掌握人类染色体非显带核型分析方法。
2. 熟悉正常人类染色体的数目及形态特征。

【实验原理】

人类染色体非显带核型分析是染色体研究的一项基本内容。一般程序是先利用显微照相装置拍摄人类非显带染色体的图像，并且将其放大成染色体照片；然后根据国际上统一的标准，按染色体的长短、着丝粒的位置、随体的有无等指标，将人类的 46 条染色体分成 7 个组并编号；最后再将染色体剪贴到专门的实验报告单上，从而制成染色体核型（karyotype）图，并检查正常与否，这个过程就称为核型分析。利用核型分析可以检查人体的染色体数目是否正常，并可发现较大的染色体畸变以及判定性别等。

人类细胞遗传学国际命名体系（International System for Human Cytogenetic Nomenclature，ISCN）规定，人类 46 条染色体中的 44 条为男女共有的常染色体（autosome），它们相互配成 22 对，每一对染色体互称为同源染色体。它们按 1~22 进行编号，按其染色体的长度和着丝粒的位置可分为 A、B、C、D、E、F、G 7 个组。对于性染色体（sex chromosome），也根据形态大小归类，X 染色体归到 C 组，Y 染色体归到 G 组。

为了准确地反映每条染色体的特征，常用相对长度（relative length）、臂比（arm ratio）和着丝粒指数（centromeric index）等参数来描述每条染色体。按照公式（3-1）、（3-2）、（3-3）计算。

$$相对长度 = \frac{单条染色体长度}{22\ 条染色体长度 + X\ 染色体长度} \times 100 \qquad (3\text{-}1)$$

$$臂长 = \frac{长臂长度}{短臂长度} \qquad (3\text{-}2)$$

$$着丝粒指数 = \frac{短臂长度}{染色体全长} \times 100 \qquad (3\text{-}3)$$

【器材与材料】

1. 器材 光学显微镜、小剪刀、小镊子、分规、三角板、胶水、香柏油、擦镜纸、核型分析纸。

2. 材料 常规制备的正常人类染色体标本、正常人中期染色体照片或铅印图片。

【实验内容与方法】

一、正常人体细胞染色体的观察及计数

1. 取正常人染色体玻片标本放到光学显微镜下，先用低倍镜寻找染色体分散良好的中期分裂象，转换油镜仔细观察。

2. 显微镜下可见中期细胞染色体经过复制成为两条染色单体，称为姐妹染色单体，由一个着丝粒相连。每条染色体以着丝粒为界可分为长、短两个臂。根据着丝粒位置的不同，可将人类染色体分为中着丝粒染色体、近中着丝粒染色体和近端着丝粒染色体三类（图 3-1）。

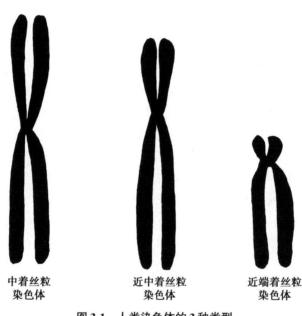

中着丝粒　　　近中着丝粒　　　近端着丝粒
染色体　　　　染色体　　　　　染色体

图 3-1 人类染色体的 3 种类型

各组染色体特征（图 3-2）：

A 组：包括三对染色体（1，2，3 号）。它是最大的一组染色体，在长度上略有差别。

1 号染色体最大，中部有着丝粒，长、短臂差别不大。长臂有时可见一狭窄的副缢痕，位置大约在离着丝粒 1/3 处。由于副缢痕的存在，往往导致长臂的长度发生变异。

2 号染色体较 1 号小，为近中着丝粒染色体，长臂和短臂易区分开。

3 号染色体是第二大的中着丝粒染色体，是 A 组中最小的染色体。3 号染色体约比 1 号染色体短 20%。

B 组：包括两对染色体（4，5 号）。这是两对最大而又特别明确的近中着丝粒染色体。它们的短臂较短，在非显带标本上不易区分。

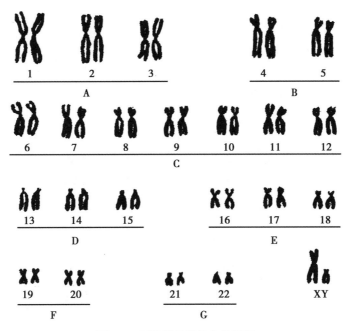

图 3-2 正常男性的染色体核型

C 组：包括七对常染色体（6，7，8，9，10，11，12 号）和一对 X 染色体。该组染色体数目多，它们的大小相差不大，几乎都是近中着丝粒染色体，在常规标本中是最难将它们一一识别的。一般来说，6，7，8 和 11 号染色体更接近于中着丝粒染色体，而 9，10，12 号染色体更接近于近中着丝粒染色体。9 号染色体的长臂有一副缢痕，从着丝粒处延伸到长臂的中部。有时 11 号染色体长臂也会发现有副缢痕，位置在长臂的 1/4~1/3 处。12 号染色体是 C 组中最小的一对，不易与组内其他较短的相互区别。X 染色体的大小在 7 和 8 号染色体，其中的一个常有一种"细毛状"的外观。

D 组：包括 3 对染色体（13，14，15 号），是一组大的近端着丝粒染色体。常规标本中不易将这三对染色体加以区分。本组染色体的短臂上，有时可见到随体。

E 组：包括三对染色体（16，17，18 号）。在较好的标本中，这三对染色体很容易相互区分。16 号染色体为中着丝粒染色体或稍近于近中着丝粒染色体，它的大小约为 1 号染色体的 1/3，其长臂常有明显的副缢痕。由于副缢痕的存在，使 16 号染色体的长度有相当大的变异。17 号染色体为中等大小的近中着丝粒染色体，其短臂能看得很清楚。18 号染色体是 E 组中最小的一对染色体，其短臂很小，较易与 17 号染色体相区别。

F 组：包括两对染色体（19，20 号），是最小的一组中着丝粒染色体，这两对染色体之间不易区分。

G 组：包括两对常染色体（21，22 号）和一个 Y 染色体，是最小的一组近端着丝粒染色体。21，22 号染色体有随体。Y 染色体无随体，通常着色较深，长臂端部模糊不清，长臂较合拢，不明显分叉。从真实的大小来看，21 和 22 号染色体在长度上有差异，但考虑到习惯仍把较小的一对作为 21 号染色体。

二、光学显微镜下的核型分析

在临床和科研工作中,常需要在光学显微镜下对所研究的非显带染色体进行初步的观察分析。这是染色体分析的第一步,通过它可以了解中期染色体的分散情况及标本质量的好坏,也可以筛选出染色体数目异常或较大的形态异常。所以,它是初学者的一项基本训练内容,也是对标本进行显微摄影的一个必不可少的步骤。

用低倍镜选择分散良好的中期分裂象,在高倍镜下再检查一下中期分裂象的质量,分散差的、分散太厉害的、分散的圆形轮廓不太完整的、有染色体重叠的、染色体有色差的以及与其他分裂象太靠近的都不要。转换油镜对选择好的分裂象进行仔细观察。

1. 按光学显微镜中看到的图像,在实验报告纸上描绘出各染色体的快速线条图。在草图中应保持各染色体的原有方位和相对长度(图3-3)。

2. 按上述各组染色体的特征对染色体进行分组分析。

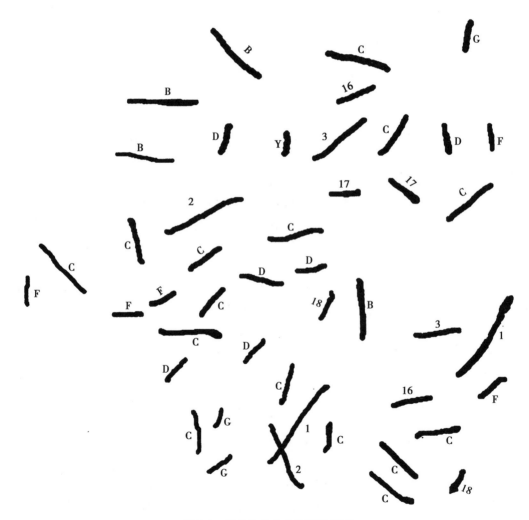

图3-3 染色体分布的快速线条图

3. 在快速线条图的一侧根据染色体特征写下可鉴别的那些染色体的号数,不能鉴别的只写组的英文字母。统计出一个中期分裂象中染色体的数目,最后检查每组染色体的数目是否正确。

4. 确定性别。一般根据 C 组和 G 组的染色体数目来判断。如果 C 组为 16 个染色体,G 组为 4 个染色体,可初步确定该核型为 46,XX。如果 C 组为 15 个染色体,G 组有 5 个染色体(其中1 个比其他 4 个略大且两长臂靠近,为 Y 染色体),则可初步确定该核型为 46,XY。

三、核型分析

1. 编号　取两张正常人中期分裂象照片,一张作为对照贴在报告单上部,另一张用作分析。仔细辨认每条染色体,找出 A,B,D,E,F,G 组,最后辨认 C 组,并用铅笔做一个记号。

2. 将照片上的染色体逐个剪下,使短臂朝上、长臂朝下,依次排列在预先画好分组横线的报告单上,并使着丝粒在一条直线上。

3. 染色体测量　用分规、直尺测量每条染色体的总长度、短臂和长臂的长度,代入相应的公式计算出每条染色体的相对长度、臂比和着丝粒指数。

4. 校对调整　对比已剪下的染色体图片,按其大小、着丝粒位置进行校对调整。

5. 粘贴　用牙签挑取少许胶水小心地将每号染色体依次贴在报告单上。

6. 分析结果　辨别该核型的性别,并写出核型。

【作业】

1. 绘 1~2 个中期分裂象草图,并在每一染色体旁标注序号或组别。

2. 剪贴 1 个中期分裂象照片并进行核型分析。

3. 人类染色体可分为哪几个组?每组包含哪些染色体?

（陆科羽　李学英）

实验四　人类染色体 G 显带标本制备与观察

【预习】

1. 核型的基本概念。
2. 人类染色体 G 显带核型分析。

【实验目的】

1. 掌握人类染色体 G 显带标本制备的方法。
2. 熟悉人类染色体 G 显带标本制备原理。
3. 了解人类染色体 G 显带技术的临床意义。

【实验原理】

常规制备的染色体标本经烤片后，用热碱、各种蛋白酶、尿素、去垢剂或其他溶液等预处理，再以 Giemsa 染色，在油镜下可看到染色体两臂显示出着色深浅不同的横纹，即显带。因胰蛋白酶便宜且易于操作，最常用的是胰蛋白酶法。

Giemsa 对染色体的染色机理有很多说法，其中之一认为 Giemsa 染料是噻嗪 - 曙红染料，两个噻嗪分子同 DNA 结合，在此基础上再结合一个曙红分子，形成沉淀而着色。另外，因为染色体 G 带区含有较丰富的 A 和 T 配对碱基，通过胰酶的显带预处理可除去 G 带区的疏水蛋白，使它们的结构变成更亲水状态，容易和染料结合而着色。因此，富含 A、T 配对碱基的区域染成深色，而富含 G、C 配对碱基区域未着色，形成明暗相间的条纹。

染色体 G 显带技术是研究染色体的结构最常用的技术之一，因其操作简便，G 显带核型能长期保存，在临床上是染色体病诊断和研究的常规手段。

【器材、试剂与材料】

1. **器材**　光学显微镜，烤箱，恒温水浴锅。
2. **试剂**　胰蛋白酶（2.5%，用磷酸盐缓冲液配制）、酚红（0.4%）、碳酸氢钠溶液（5%）、Giemsa 原液、磷酸盐缓冲液（pH 7.35~7.4）。
3. **材料**　已制备好的人淋巴细胞染色体标本、染色缸、烧杯、解剖镊、吸管等。

【实验步骤】

一、人染色体 G 显带标本制备

1. **预处理**　在实验课前 24~48h，将已做好的人淋巴细胞染色体标本（白片）置烤箱 60℃过夜,或 80℃ 3h,然后置于 37℃ 3d。

2. 取 10ml 2.5% 胰蛋白酶于染色缸中,置 37℃ 恒温水浴箱中,加入 0.4% 酚红 2 滴,混匀,以 5% 碳酸氢钠溶液调节 pH 至 6.8~7.2。

3. 待胰酶液温度升至 37℃ 后,将染色体标本片放入胰蛋白酶液中,并轻轻摆动,5~10min 后取出,立即用自来水冲洗。

4. 染色　在染缸中,以磷酸盐缓冲液和 Giemsa 原液按照 9∶1 的体积比配制染色液。染色 8~10min。

5. 自来水冲洗,空气干燥。

6. 镜检。

二、人染色体 G 显带标本观察

先用低倍物镜找出分散好的中期分裂象和 G 带反差好的分裂象视野,可见蓝紫色的颗粒状或段棒状结构,围在一起形成圆形或其他形状;再换高倍物镜和油镜观察。可见 23 对染色体,较为饱满,分布均匀,着色较好,沿染色体长轴可显出深浅不同的 G 带横纹(图 4-1)。

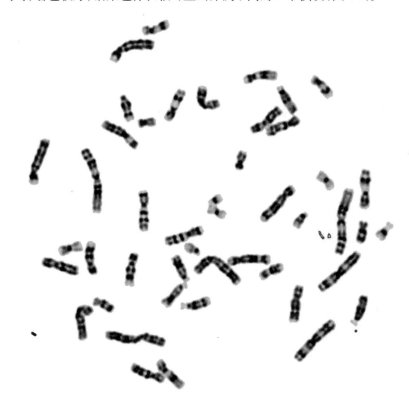

图 4-1　人类正常染色体 G 显带图

【注意事项】

1. 标本片上中期分裂象要多,且染色体分散要好。
2. 染色体长度应能适应显带分析技术的要求。

3. 实验成败的关键在于胰蛋白酶液的浓度和处理时间的搭配。

【作业】

1. 在显微镜下找出染色和反差良好的染色体 G 带后, 画图并计数。
2. 要制备出良好的染色体 G 带标本, 操作时需注意哪些问题?
3. 请分析 G 显带核型在现代临床诊断中的意义。

（吴明松）

实验五　人类染色体 G 显带核型分析

【预习】

1. 核型基本概念。
2. 人类染色体 G 显带核型分析。

【实验目的】

1. 掌握人类染色体 G 显带的核型分析方法及原理。
2. 熟悉正常人染色体 G 显带的数目和形态特征。
3. 了解人类染色体 G 显带核型分析的意义。

【实验原理】

细胞有丝分裂中期的染色体形态典型,常用于计数和核型分析。染色体显带技术始于 1968 年,Caspersson 等人用荧光染料氮芥喹吖因(quinacrine mustard,QM)处理分裂中期的染色体标本后,染色体呈现宽窄和亮度不同的带纹,即 Q 带。20 世纪 70 年代以来,显带技术得到了很大发展,且在众多的显带技术中(Q 带、G 带、C 带、R 带、T 带等),染色体 G 显带操作简单、带型稳定、保存时间长,已成为染色体核型分析最常用的方法,广泛应用于临床。

研究发现,人类染色体标本经胰蛋白酶、NaOH、柠檬酸盐或尿素等试剂处理后,再用 Giemsa 染色,可使每条染色体上显示出深浅交替的带纹,这就是染色体的 G 带。因为它主要是被 Giemsa 染料染色后而显带,故称为 G 显带技术,其所显示的带纹分布在整个染色体上。

经过 G 显带处理的每条染色体都有其较为恒定的带纹特征,可以较为准确地识别每条染色体,并可发现染色体上较细微的结构畸变。关于 G 显带的机理目前有多种说法,1973 年,Lee 等人认为染色体上与 DNA 结合疏松的组蛋白易被胰蛋白酶分解,染色后这些区段成为浅带,而那些组蛋白和 DNA 结合牢固的区段可被染成深带。也有人认为染色体显带现象是染色体本身存在着带纹的结构。比如用相差显微镜观察未染色的染色体时,就能直接观察到带纹的存在。用特殊方法处理后,再用染料染色,带纹更加清楚。基于显带方法的不同,显出来的带纹特点也不一样,说明带纹的出现又与染料特异结合有关。一般认为,易着色的阳性带纹为含有 A、T 配对碱基多的染色体节段。相反,含 G、C 配对碱基多的染色体段则不易着色。

根据国际上统一的标准,按染色体长短、着丝粒位置、随体有无等指标,将人类的 46 条染色体分成 7 个组并编号;最后再将染色体剪贴到专门的实验报告单上,从而制成染色体核型(karyotype)图,并检查正常与否,这个过程就称为核型分析。

为了准确地反映每条染色体的特征,常用相对长度、臂比和着丝粒指数等参数来描述每条染色体。按照公式（5-1）、（5-2）、（5-3）计算。

$$相对长度 = \frac{单条染色体长度}{22条染色体长度 + X染色体长度} \times 100 \qquad (5-1)$$

$$臂长 = \frac{长臂长度}{短臂长度} \qquad (5-2)$$

$$着丝粒指数 = \frac{短臂长度}{染色体全长} \times 100 \qquad (5-3)$$

【器材与材料】

1. 器材 显微镜、电脑。

2. 材料 人类染色体G显带照片（正常女性、正常男性）。

【实验内容与方法】

一、讨论正常人染色体G显带的形态和带型

根据着丝粒位置的不同，可将人类染色体分为中着丝粒染色体、近中着丝粒染色体和近端着丝粒染色体三类（图5-1）。人类细胞遗传学国际命名体系规定，人类46条染色体中的44条为男女共有的常染色体（autochromosome），它们相互配成22对，每一对染色体互称为同源染色体。它们按1~22进行编号，按其染色体的长度和着丝粒的位置可分为A、B、C、D、E、F、G共7个组。对于另外的一对性染色体（sex chromosome），也根据形态大小归类，X染色体归到C组，Y染色体归到G组。

各组染色体特征（图5-2）：

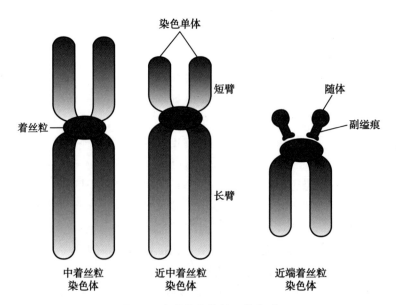

图5-1 人类染色体的3种类型

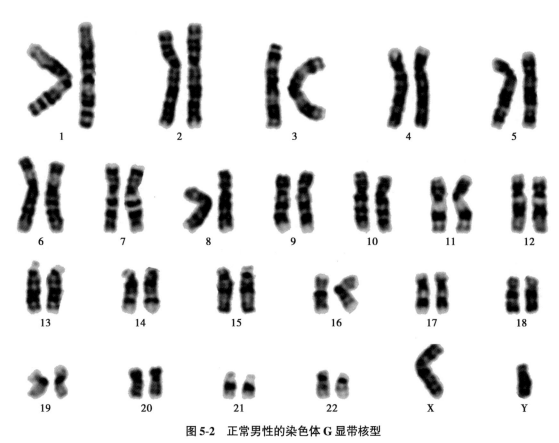

图 5-2　正常男性的染色体 G 显带核型

1. A 组　包括 1~3 号染色体。

1 号染色体：

短臂：近端（靠近着丝粒的一端）有 2 条深带，第 2 深带稍宽，在处理较好的标本上，远侧段可显出 3~4 条淡染的深带。此臂分 3 个区，近侧的第 1 深带为 2 区 1 带，第 2 深带为 3 区 1 带。

长臂：副缢痕紧贴着丝粒，染色浓。其远侧为一条宽的浅带，近中段与远侧段各有两条深带，此中段第 2 深带染色较浓，中段两条深带稍靠近。此臂分 4 个区，副缢痕远侧的浅带为 2 区 1 带，中段第 2 深带为 3 区 1 带，远侧段第 1 深带为 4 区一带。

2 号染色体：

短臂：可见 4 条深带，中段的 2 条深带稍靠近。此臂分 2 个区，中段两条深带之间的浅带为 2 区 1 带。

长臂：可见 7 条深带，第 3 和第 4 深带有时融合。此臂分 3 个区，第 2 和第 3 深带之间的浅带为 2 区 1 带，第 4 和第 5 深带之间的浅带为 3 区 1 带。

3 号染色体：

在长臂与短臂的近中段各具有 1 条明显的宽的浅带。

短臂：一般在近侧段可见 1 条较宽的深带，远侧段可见 2 条深带，其中远侧 1 条较窄，且着色淡，这是区别 3 号染色体短臂的明显特征，在处理较好的标本上，近侧段的深带可分为 2 条深带。此臂分 2 个区，中段浅带为 2 区 1 带。

长臂：一般在近侧段和远侧段各有 1 条较宽的深带，在处理好的标本上，近侧段的深带可分为 2 条深带，远侧段的深带可分为 3 条深带。此臂分 2 个区，中段浅带为 2 区 1 带。该染色体的 G 带图有点像蝴蝶结。

2. B 组 包括 4~5 号染色体。

4 号染色体：

短臂：可见 2 条深带，近侧深带染色较淡，短臂只有 1 个区。

长臂：可见均匀分布的 4 条深带，在处理较好的标本上，远侧段的 2 条深带可各自分为 2 条较宽的深带。此臂分 3 区，近侧段第 1 和第 2 深带之间的浅带为 2 区 1 带，远侧段两条深带之间的浅带为 3 区 1 带。

5 号染色体：

短臂：可见 2 条深带，其远侧的深带宽且着色浓，此臂仅 1 个区。

长臂：近侧段 2 条深带，染色较淡，有时不明显，中段可见 3 条深带，染色较浓，有时融合成 1 条宽的深带，远侧段可见 2 条深带，近末端的 1 条着色较浓。此臂分 3 个区，中段第 2 深带为 2 区 1 带，中段深带与远侧深带之间的宽阔的浅带为 3 区 1 带。

3. C 组 包括 6~12 号和 X 染色体。

6 号染色体：

短臂：中段有 1 条明显宽阔的浅带，形如"小白脸"，是此染色体的特征，近侧段和远侧段各有 1 条深带，近侧深带贴着丝粒。在处理较好的标本上，远侧段的深带可分为两条深带。此臂分 2 个区，中段的明显而宽的浅带为 2 区 1 带。

长臂：可见 5 条深带，近侧 1 条紧贴着丝粒，远侧末端的 1 条深带着色较淡。此臂分 2 个区，第 2 和第 3 深带之间的浅带为 2 区 1 带。

7 号染色体：着丝粒着色浓。

短臂：有 3 条深带，中段深带着色较淡，有时不明显，远侧深带着色浓，形似"瓶塞"。此臂分 2 个区，远侧段的深带为 2 区 1 带。

长臂：有 3 条明显深带，远侧近末端的 1 条着色较淡；第 2 和第 3 带稍接近。此臂分 3 个区，近侧第 1 深带为 2 区 1 带、中段的第 2 深带为 3 区 1 带。

8 号染色体：

短臂：有 2 条深带，中段有 1 条较明显的浅带，这是与 10 号染色体相鉴别的主要特征。此臂分 2 个区，中段的浅带为 2 区 1 带。

长臂：可见 3 条分界极不明显的深带。此臂分 2 个区，中段的深带为 2 区 1 带。

9 号染色体：着丝粒着色浓。

短臂：近侧段和中段各有 1 条深带，在处理较好的标本上，中段可见 2 条较窄的深带。此臂分 2 个区，中段深带为 2 区 1 带。

长臂：可见明显的 2 条深带，副缢痕一般不着色，在有些标本上呈现出特有的颈部区。此臂分 3 个区，近侧的 1 条深带为 2 区 1 带，远侧的 1 条深带为 3 区 1 带。

10 号染色体：着丝粒着色浓。

短臂：近侧段和近中段各有 1 条深带，在有些标本上近中段可见 2 条深带，但与 8 号染色体短臂比较，其上深带的分界欠清晰。此臂只有 1 个区。

长臂:可见明显的 3 条深带,远侧段的 2 条深带稍靠近,这是与 8 号染色体相鉴别的一个主要特征。此臂分 2 个区,近侧段的 1 条深带为 2 区 1 带。

11 号染色体:

短臂:近中段可见 1 条深带,在处理较好的标本上,这条深带可分为 3 条较窄的深带。此臂只有 1 个区。

长臂:近侧有 1 条深带,紧贴着丝粒。远侧段可见 1 条明显的较宽的深带,这条深带与近侧的深带之间是 1 条宽阔的浅带,这是与 12 号染色体相鉴别的一个明显的特征,在处理较好的标本上,远侧段的这条较宽的深带可分为 2 条较窄的浅带,两深带之间有 1 条很窄的浅带,一般极难辨认,但它是分区的一个界标,在有些标本上近末端处可见 1 条窄的淡染的深带。此臂分 2 个区,上述远侧两条深带之间的那条很窄的淡带为 2 区 1 带。

12 号染色体:

短臂:中段可见 1 条深带,此臂只有 1 个区。

长臂:近侧有 1 条深带,紧贴着丝粒,中段有 1 条宽的深带,这条深带与近侧深带之间有 1 条明显的浅带,但与 11 号染色体比较这条浅带较窄,这是鉴别 11 号与 12 号染色体的一个主要特征。在处理较好的标本上,中段这条较宽的深带可分为 3 条深带。其正中一条着色较浓,在有些标本上,远侧段还可以看到 1~2 条染色较淡的深带。此臂分 2 个区,中段正中的深带为 2 区 1 带。

X 染色体:

其长度介于 7 号和 8 号染色体之间,主要特点是长臂和短臂中段各有 1 条深带,有"一担挑"之名。

短臂:中段有一条明显的深带,宛如竹节状。在有些标本上远侧段还可以看见 1 条窄的着色淡的深带。此臂分为 2 个区,中段的深带为 2 区 1 带。

长臂:可见 3~4 条深带,近中部 1 条最明显。此臂分 2 个区,近中段的深带为 2 区 1 带。

4. D 组 包括 13~15 号染色体,具有近端着丝粒和随体。

13 号染色体:着丝粒区深染。

长臂:可见 4 条深带,第 1 和第 4 深带较窄,染色较淡;第 2 和第 3 深带较宽,染色较浓。此臂分 3 个区,第 2 深带为 2 区 1 带,第 3 深带为 3 区 1 带。

14 号染色体:着丝粒区深染。

长臂:近侧和远侧各有 1 条较明显的深带。在处理较好的标本上,中段可见 1 条着色较浅的深带。此臂分 3 个区,近侧深带为 2 区 1 带,远侧深带为 3 区 1 带。

15 号染色体:着丝粒区深染。

长臂:中段有一条明显深带,染色较浓,有的标本上近侧段可见 1~2 条淡的深带。此臂分为 2 个区,中段深带为 2 区 1 带。

5. E 组 包括 16~18 号染色体。

16 号染色体:着丝粒区浓染且宽。

短臂:中段有 1 条深带,在较好的标本上看见 2 条深带,此臂只有 1 个区。

长臂:近侧段和远侧段各有 1 条深带。有时远侧段 1 条不明显,副缢痕着色浓。此臂分 2 个区,中段深带为 2 区 1 带。

17 号染色体：

短臂：有 1 条深带，紧贴着丝粒，此臂只有 1 个区。

长臂：远侧段看见 1 条深带，这条深带与着丝粒之间为一明显而宽的浅带。此臂分为 2 个区，这条明显而宽的浅带为 2 区 1 带。

18 号染色体：

短臂：浅染，此臂只有 1 个区。

长臂：近侧和远侧各有 1 条明显的深带。此臂分为 2 个区，两深带之间的浅带为 2 区 1 带。

6. F组　包括 19~20 号染色体。

19 号染色体：

着丝粒及其周围为深带，其余为浅带。短臂和长臂均只有 1 个区。

20 号染色体：着丝粒区浓染。

短臂：有一条明显的深带，此臂只有 1 个区。

长臂：中段和远侧可见 1~2 条染色较淡的深带，有时全为浅带，此臂只有 1 个区。该染色体有"头重脚轻"之名。

7. G组　包括 21~22 号染色体和 Y 染色体，21、22 号有随体。

21 号染色体：着丝粒区着色淡。

长度比 22 号短，其长臂上有明显而宽的深带。此臂分 2 个区，其深带为 2 区 1 带。

22 号染色体：着丝粒区染色浓。

长度比 21 号长，在长臂上可见 2 条深带，近侧的 1 条着色浓，而且紧贴着丝粒。近中段的 1 条着色淡，在有的标本上不显现。此臂只有 1 个区。

Y 染色体：

长度变化大，有时整个长臂被染成深带，在处理好的标本上可见 2 条深带。此臂只有 1 个区。

二、光学显微镜下染色体 G 显带核型分析

在临床和科研工作中，常需要在光学显微镜下对所研究的 G 显带的中期分裂象染色体进行观察，直接在电脑上完成 G 显带核型分析，得到核型，并写出核型分析的结果。

本实验模拟光学显微镜下染色体 G 显带核型分析；首先从图 5-3 或图 5-4 的电子版中选一幅照片，进行本次实验；在电脑上利用画图和 PowerPoint 工具完成 G 显带核型分析，得到核型，并写出核型分析的结果。

三、正常人 G 显带染色体照片分析

1. 在 G 显带染色体显微摄影照片上，用剪刀将染色体沿边缘逐一剪下。

2. 按染色体分类标准，分组配对排列在报告纸上，经核对后用胶水贴上，最后注明核型结果。

3. 因实验内容较多，可分二步进行。第一步进行染色体 G 显带标本 A、B 组，G、F、E、D 组的识别和配对；第二步进行 C 组及 X、Y 染色体的识别和配对，并完成染色体 G 显带核型分析。

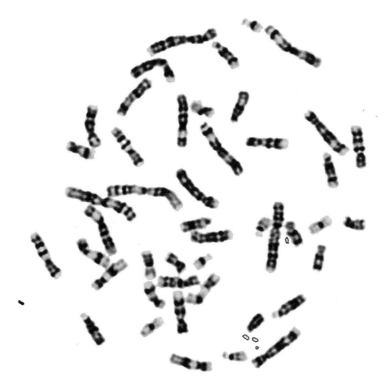

图 5-3 人类染色体 G 显带照片

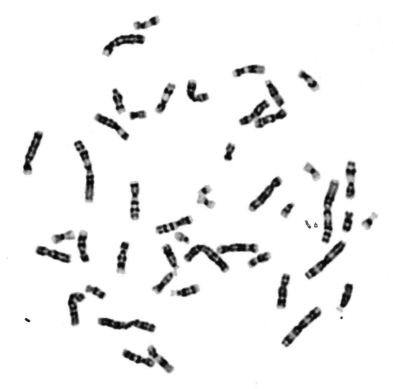

图 5-4 人类染色体 G 显带照片

【作业】

1. 制作核型图,进行人类染色体 G 显带的核型分析,提交电子版和纸质版核型报告单。

2. 染色体 G 显带有何意义?

(吴艳瑞)

实验六 遗传病的系谱分析与遗传咨询

【预习】

1. 系谱及系谱分析的基本概念,系谱常用符号。
2. 遗传咨询的基本概念及相应知识。

【实验目的】

1. 掌握系谱的绘制方法、分析方法,能推测系谱中各成员的基因型,对发病风险进行估计。
2. 熟悉遗传咨询的主要步骤。
3. 了解系谱分析和遗传咨询的意义。

【理论背景】

系谱是指反映某种遗传病在家系中分布情况的图解。

系谱分析(pedigree analysis)是了解遗传病的一种常用的方法。常常从先证者(系谱中第一个被医生或研究人员确定的患者)入手,追溯调查家系中所有人员(包括直系亲属和旁系亲属)发病及婚配情况;将调查资料以特定的符号和格式绘制成系谱,反映家族各成员相互关系和发生疾病情况;然后根据系谱做回顾性分析,判断疾病是否有遗传因素的作用及可能的遗传方式,对各成员的表现型和基因型进行分析,这个过程称为系谱分析。

系谱分析是临床遗传工作的基本内容。临床上通过对病史、临床症状和体征进行分析,结合家系调查、实验结果、系谱分析,判断患者是否患有遗传病及所患遗传病的遗传方式,了解疾病在家系中传递的规律;对于已经确诊的遗传病,往往也需要通过系谱分析来估算再发风险和制定应对对策和措施;进而在遗传咨询的过程中向咨询者提供有用的建议和指导;此外,系谱分析也是连锁分析和产前诊断中必不可少的工具。

遗传咨询(genetic counseling)是指由医学遗传学专业人员或遗传咨询医师,应用医学和遗传学基本原理,对咨询者提出的家庭中遗传病的发病原因、遗传方式、诊断、治疗和预后,以及患者同胞子女再患此病的风险等问题进行交谈和讨论,并就咨询者提出的婚育等问题给出可供咨询者选择的建议或具体指导措施的过程。

遗传咨询的主要步骤包括:①遗传病的准确诊断;②确定遗传方式;③对再发风险的估计;④提出对策和措施;⑤随访和扩大咨询。

需要说明的是,临床遗传咨询医师在工作中必须遵循遗传伦理学中的原则。

【实验内容】

模拟遗传咨询全过程。

1. 实验分组　4~6 名学生为 1 个小组,分角色、模拟表演遗传咨询全过程。

2. 每个小组从下列题目中选择 1 个。对选中题目,按照遗传咨询主要步骤要求,逐一进行认真阅读、分析、讨论、记录分析过程(包括遗传病诊断、系谱制作、系谱分析、估计再发风险、提出对策和措施等)。具体命题如下:

(1)一个表型正常的女青年即将结婚。女青年自述其舅舅患病并做过检查,当年检查结果如下:

患儿,男,10 岁,因"进行性四肢肌无力 7 年,行走不能 10 个月"由儿科门诊转诊来遗传门诊就诊。初步病史采集如下:患儿足月顺产,1 岁 5 个月学会走路,生长和智力发育均正常。3 岁时出现走路不稳,易摔跤,曾就诊于当地医院,诊断可能为轻度脑瘫,家长未引起重视,未予治疗。后逐步出现步态不稳,易摔跤,蹲起站立需要扶物,上楼困难,不能跳跃,无肢体疼痛,病情缓慢发展,出现肢体肌肉萎缩。1 年前病情加重,出现上肢明显抬举费力,行走不能,翻身费力,活动困难。患儿舅舅也有类似症状,于 20 岁时去世。

查体:四肢肌肉收缩,以近端为主,双小腿腓肠肌肥大,触诊质硬,无明显压痛。翼状肩胛,双上肢近端肌力 2 级,远端 3 级。双下肢肌力近端 1 级,远端 2 级。四肢肌张力正常,深浅感觉无异常,肱二、三头肌腱反射(−),膝腱反射(−),霍纳征(−),巴宾斯基征(−)。

肌酶检查:ALT 321U/L,AST 298U/L,CK 12 567U/L,LDH 968U/L。

肌电图示肌源性损害。

该女青年的双亲及三个哥哥均正常。

(2)患儿,男,足月顺产,3 个月后发现患儿有特殊面容,表现为眼距增宽,鼻梁低平,眼裂小,外眦上斜,内眦赘皮,张口吐舌,流涎多,耳位低,通贯掌,四肢短,全身肌张力低下,心脏 Ⅲ~Ⅳ级全收缩期粗糙杂音。患儿母亲生育年龄 35 周岁。

(3)患者,男,58 岁,因"进行性四肢舞动伴智力减退 11 年"入院,病史采集如下:11 年前无明显诱因出现双下肢不自主运动,呈舞蹈样。由于当时无其他神经系统症状,医生诊断为"原发性肌阵挛",予以地西泮治疗后症状稍缓解。但几个月后不自主运动逐渐加重,出现面部怪异表情,伴智能下降。近 1 年出现吐词不清,吞咽困难,步态不稳。患者的奶奶、父亲、妹妹、外甥有类似症状,且发病年龄有逐代提前的现象。查体:神志清楚,记忆力、计算力障碍,混合性失语,节律性眼球震颤,全身可见快速的舞蹈样动作,四肢肌张力障碍。头颅 MRI 显示双侧局部皮质萎缩,纹状体萎缩。

(4)患者,男,15 岁,因视力丧失就诊。病史采集如下:6 个月前,左眼首感视力减退,几天内,左眼只能看到阴影;一周后,同样症状出现在右眼。患者儿时得过腮腺炎和水痘。两个舅舅出现相似视力丧失的症状,他们 50 岁时过世,病因不明。患者双眼视力 20/800,瞳孔反射减低,眼球运动正常。平面视野显示双眼全视野视力丧失,眼底检查视盘苍白。头部及眼眶磁共振正常,脑脊液正常。视觉诱发电位显示视神经传导异常。视网膜血管荧光显示双侧视盘苍白伴血管迂曲。

【作业】

记录并提交所选命题遗传病遗传咨询主要步骤(根据各组选题讨论和演练的顺序)。

(张志敏　李学英)

实验七 人类性状的遗传学分析

【预习】
1. 单基因遗传的基本理论。
2. 群体遗传学相关知识。

【实验目的】
1. 通过对人类遗传性状的调查分析和计算,了解群体的遗传结构。
2. 了解基因突变、复等位基因、基因共显性等概念。

【实验原理】
人类性状是人体的外形特征和生理特征表现的总和,如人的身高、眼皮单双、头发直卷、血型等。人类的各种遗传性状都是由特定的基因控制的,由于每个人的遗传基础不同,某一特殊的性状在不同的人体会有不同的表现。通过一个特定人群的某一性状的调查,将调查材料进行整理分析,可以初步了解控制该性状的基因的性质,并能计算出该基因的频率、性状的基因型频率,从而了解群体的实际遗传结构。

若群体中某个基因座上有一对等位基因 A 和 a,显性基因 A 在群体中出现的频率为 p,隐性基因 a 在群体中出现的频率为 q;基因型 AA 在群体中出现的频率为 D,基因型 Aa 在群体中出现的频率为 H,基因型 aa 在群体中出现的频率为 R。群体是随机婚配的,那么这一群体基因频率和基因型频率的关系是:

$$p=D+H/2, q=R+H/2$$

当该群体达到遗传平衡时,则群体基因频率和基因型频率的关系将满足如下关系:

$$p^2+2pq+q^2=1, p+q=1, D=p^2, H=2pq, R=q^2$$

根据遗传平衡定律,可以对人类群体进行基因频率和基因型频率的分析,从而了解种群遗传结构及其变化。

【器材与材料】
1. **器材** 纸、笔、人类性状调查表。
2. **材料** 班级每一位同学的遗传性状。

【实验内容】
1. 人类性状调查表的设计,包括:姓名、性别、年龄、民族、表型。
2. 打印表格,班级每一位同学填表,对全班同学组成的小群体进行性状调查,包括:能否卷舌、眼睑、耳垂、额前发际、发式、发旋、拇指端关节活动度。

（1）能否卷舌性状的调查：人群中有的人能够卷舌，即舌的两侧能在口腔中向上卷成筒状，有的人则不能，能否卷舌受一对等位基因控制。能卷舌受显性基因控制，为显性性状，不能卷舌为隐性性状。

（2）眼睑性状的调查：人的眼睑可分为单重睑（俗称单眼皮，又叫上睑赘皮）和双重睑（俗称双眼皮）两种性状。双眼皮受显性基因控制，为显性性状，单眼皮为隐性性状。

（3）耳垂性状的调查：人群中不同个体的耳朵根据耳垂是否与脸颊相连可明显区分为有耳垂与无耳垂两种情况。耳垂与脸颊分离称为有耳垂，耳垂与脸颊相连称为无耳垂。该性状是受一对等位基因所控制的，有耳垂为显性性状，无耳垂为隐性性状。

（4）额前发际的调查：在人群中，有些人前额发际基本上属于平线，有些人在前额正中发际向前延伸呈峰形，即明显地向前突出，形成"V"字形发际称"美人尖"。额前发际受一对等位基因控制，额前尖发际为显性性状，额前平发际为隐性性状。

（5）发式的调查：人类的发式有卷发和直发之分。东方人多为直发，为隐性性状，卷发则为显性性状。

（6）发旋的调查：人类头顶后方的中线处都有一个螺纹（有的人有多个），称为发旋，其螺纹方向受遗传因素控制，顺时针方向者为显性性状，逆时针方向者为隐性性状。

（7）拇指端关节活动度的调查：在人群中有的人拇指的最后一节能弯向桡侧与拇指垂直轴线呈大于等于 $60°$，称为过伸拇指。该性状受一对等位基因控制，直拇指为显性性状，过伸拇指为隐性性状。

3. 对所调查的情况进行统计和计算分析，如：有耳垂的总人数，无耳垂的总人数，有耳垂人数与无耳垂人数之比。根据基因型频率定义计算 R 值，再求出 p，q 值。

4. 对所得的结果进行分析讨论。

【作业】

1. 完成人类性状调查表。

2. 完成对以上人类性状的基因频率、基因型频率的计算。

（王　哲）

第二部分　开放性实验

实验八　单细胞凝胶电泳技术

【预习】
染色体相关知识。

【实验目的】
1. 掌握单细胞凝胶电泳技术的操作步骤与方法。
2. 熟悉单细胞凝胶电泳技术检测 DNA 损伤的原理。
3. 进行实验设计,检测某种诱变剂的诱变效应。

【实验原理】
　　单细胞凝胶电泳(single cell gel electrophoresis,SCGE)又称彗星试验(comet assay)和微凝胶电泳(microgel electrophoresis,MGE),是一种检测 DNA 损伤断裂的技术。1984 年由 Ostling 和 Johanson 首先创立了检测双链 DNA 断裂的中性 SCGE,在此基础上,1988 年由 Singh 等完善了碱性 SCGE,大大提高了 DNA 损伤检测的灵敏度,它适用于检测单链 DNA 断裂、碱性不稳定位点和切除修复不完全位点。碱性 SCGE 是目前应用最多的一种在单个细胞水平上检测 DNA 损伤和修复的敏感技术。

　　SCGE 技术是用琼脂糖凝胶将单个细胞包埋在载玻片上,在去污剂和高盐溶液作用下,细胞膜、核膜及其他膜结构遭到破坏,细胞内的蛋白质、RNA 及其他成分可进入凝胶而扩散到裂解液中,而核 DNA 由于分子量大不能进入凝胶而留在核内(类核)。DNA 分子在断裂剂的作用下会发生单链或双链断裂,形成大量 DNA 断片,要检测这些断裂或断片,双链 DNA 必须解旋成单链,而强碱溶液可以使双链 DNA 变性成单链,释放出断裂的 DNA 片段。在电泳过程中,DNA 未受损的核,DNA 无迁移,在原位保持圆形,无尾;DNA 有损伤的核,未受损的 DNA 由于分子量大不能进入凝胶迁移,在核原位保持球形,DNA 断片由于分子量小,在电场作用下离开类核向正极迁移形成电泳带。球形类核与电泳带经荧光染色后,荧光显微镜下显示为亮的头部和尾部构成形似彗星的图像(故又称彗星试验)。一定条件下,DNA 受损越严重,断裂片段越多,迁移到彗尾中的 DNA 就越多,彗尾荧光越强;DNA 片段越短,在电场中迁移的速度越快,彗尾就越长。因此,彗尾的荧光强度和尾长就成了测定单个细胞 DNA 损伤程度的重要定量参数。彗星 DNA 含量分布及 DNA 迁移距离与 DNA 损伤程度呈线性相关,从而确立致断因素的作用剂量与 DNA 损伤效应之间的关系。

　　SCGE 实验技术包括单个细胞悬液制备、制胶、裂解、解旋、电泳、染色及图像分析等基本步骤。不同的实验室对其中一些步骤进行修改,从而建立了多种 SCGE 实验方法,虽然方法不同,但其基本原理相同。制胶方法有 3 种:①"三明治"凝胶,即在磨砂载玻片上铺第 1 层常熔点琼脂糖(MA),第2层为细胞悬液与低熔点琼脂糖(LMA)混合液,第3层为低熔点琼脂糖;②双层凝胶,即不铺第3层凝胶;③单层凝胶,在制有凹槽的玻片上制备单层凝胶,凹槽可以克服凝胶易与玻片脱离的缺点。改变细胞裂解液及电泳液的成分,可以检测DNA不同类型的损伤:若在碱性溶液中裂解、解旋、电泳,可以检测DNA单链断裂及碱不稳定损伤;若在加入高浓度盐及其他变性剂的中性溶液中裂解、解旋、电泳,则可检测DNA双链断裂。本实验按照双层凝胶、碱性SCGE方法进行,检测DNA单链断裂。

SCGE技术具有简便、快速、灵敏、所需样品量少、重复性好、无需放射性标记、可用于体内体外各种实验、适用于任何可制成单细胞悬液的真核细胞等优点,已广泛应用于DNA辐射损伤、DNA剪切损伤、DNA交联的检测,以及药物的遗传毒性评价、细胞凋亡鉴定等工作中。任何活的真核细胞的DNA损伤均可用SCGE实验来检测。

【器材、试剂与材料】

1. 器材　解剖盘、解剖剪、镊子、培养皿、冷冻离心机、微量移液器、恒温水浴箱、电泳仪、水平电泳槽、荧光显微镜、磨砂载玻片、盖玻片、冰粒、冰盒、刻度离心管、烧杯等。

2. 试剂　磷酸缓冲液(PBS),H_2O_2(或其他诱变剂),0.4%台盼蓝(trypan blue)染色液,常熔点琼脂糖,低熔点琼脂糖,细胞裂解液,电泳缓冲液,0.4mol/L Tris-HCl(pH 7.5),5μg/ml的溴化乙锭(或20μg/ml吖啶橙染色液)。

3. 材料　体重25g左右的昆明种雄性小鼠。

【实验步骤】

一、生物材料染毒与细胞悬液制备

方案一:细胞悬液染毒

1. 制备细胞悬液　取小鼠断颈处死,放干血液,快速取出一叶肝脏(或其他器官组织),放于培养皿内,迅速去除被膜,用解剖剪将其剪成小块,PBS洗2遍,用眼科剪将小块组织剪成糜状,加适量PBS悬浮细胞,收集细胞悬浮液于1.5ml的离心管中,自然下沉3~5min,将上部均匀悬液转至另一离心管中,3 500r/min离心30s,弃上清液,用适量PBS将细胞密度调整至10^4~10^5个/ml。用台盼蓝拒染法检测细胞存活率(细胞计数在染色后3min内完成),活细胞率在95%以上的细胞悬液才可用于实验。

2. 细胞悬液染毒　取1.5ml离心管,每管加入均匀细胞悬液990μl,对照管加入10μl PBS,实验管里加入10μl不同浓度的H_2O_2,使其终浓度分别为0.001mmol/L、0.01mmol/L和0.1mmol/L,用微量移液器吹打混匀,同时在37℃水浴中温浴20min。染毒完毕,离心弃掉上清液,再以PBS洗涤2次,最后以PBS补加至1ml,混匀备用。

方案二:动物体染毒

1. 受试动物染毒　将受试小鼠分成1个阴性对照组和3~4个不同剂量的受试物(诱变剂)实验组,每组4~6只动物,按照实验设计的染毒剂量和染毒途径对动物进行急性染毒。

2. 制备细胞悬液　末次染毒12h或24h后断头处死小鼠,按方案一的方法制备细胞悬液。

二、单细胞凝胶电泳

1. 制胶 取 0.8% 琼脂糖凝胶 110μl 滴在磨砂载玻片上,盖上盖玻片,使胶均匀铺开,制备成第一层微凝胶,置 4℃冰箱中固化 5min 后,小心去掉盖玻片,空气中晾干胶表面水分。将细胞悬液按 1:10 的比例与 0.8% 的低熔点琼脂糖充分混合,取 70μl 混合液滴在第一层胶上,迅速盖上盖玻片,使胶均匀铺开,制备成第二层微凝胶,置 4℃冰箱中固化 5min。

各层凝胶厚度力求均匀,凝胶与玻片之间不能有气泡。第一层胶制备后若有气泡,可用带罩酒精灯或电吹风加热排出。

2. 细胞裂解 轻轻去掉第二层微凝胶上的盖玻片,迅速将标本置于大平皿中,倒入新配制、预冷至 4℃的细胞裂解液,放入 4℃冰箱中避光裂解 2h。

3. DNA 解旋 将标本移至暗室中,倾出裂解液,用蒸馏水浸泡 3 次,每次 5min。然后将其置于盛有新配碱性电泳缓冲液的水平电泳槽中,避光解旋 30min。缓冲液高于标本表面约 2mm。

4. 电泳 在 16V、85mA 条件下避光电泳 35min。

5. 漂洗及染色 电泳完毕后,取出标本,置于 0.4mol/L Tris-HCl(pH 7.5)溶液中浸泡 3 次,每次 5min,以中和凝胶中的碱溶液。然后滴加 5mg/L 的溴化乙锭 30μl(或者用等量 20μg/ml 吖啶橙染色液),盖上盖玻片,保存于潮湿的盒内,12h 内观察结果。

6. 观察与指标检测 将玻片置于荧光显微镜下观察,不同荧光染色,需用不同颜色的荧光观察,溴化乙锭染色用红色荧光观察,吖啶橙染色用绿色荧光观察。肉眼可检测的指标有:①彗星细胞率,反映受损细胞在生物样品中所占的比例。每张标本片随机计数 100 个细胞左右,统计观察视野中的细胞总数和彗星细胞数,结果以百分数表示。②彗星尾长,反映单细胞尾 DNA 碎片大小,即 DNA 损伤程度(图 8-1)。每张标本片用目镜测微尺测量 30 个具有代表性的彗星细胞的尾长,结果以 $(\bar{x} \pm s)$μm 表示。

若以计算机图像分析软件进行图像分析,还可测定彗头、彗尾荧光亮度(光密度),从而测定彗尾 DNA 的百分含量和尾矩等。

上述操作均应在暗处、黄光或红光下进行,以避免短波光线引起额外的 DNA 损伤。

7. 统计分析 本实验若是经过合理设计并写成研究论文,则需对检测结果进行统计分析。

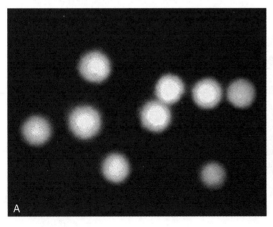
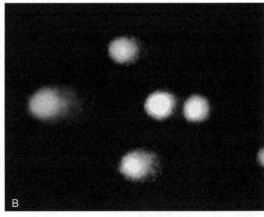

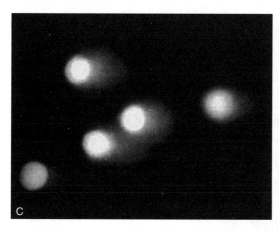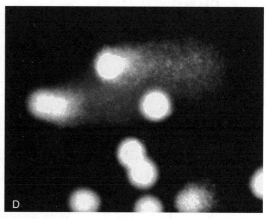

图8-1 单细胞凝胶电泳图像

A. 阴性对照的电泳图像, DNA保留在类核原位, 无拖尾; B~D. 不同剂量受试物试验组电泳图像, 不同的彗星细胞率和不同的尾长反映DNA的不同损伤程度。

用 χ^2 检验分析实验组与对照组彗星细胞率的差异是否具有统计学意义, 用方差分析法分析实验组与对照组彗星尾长的差异是否具有统计学意义。最后作出受试物 H_2O_2 (或其他诱变剂) 是否具有诱发DNA断裂效应的结论。

【作业与思考题】

1. 查阅相关文献, 说明影响单细胞凝胶电泳结果的因素有哪些? 什么因素更重要?

2. 设计一个合理的研究方案, 检测某种或几种诱变剂, 撰写研究论文。

3. 怎样避免或减轻额外的DNA损伤, 控制阴性对照的彗星细胞率?

【试剂的配制与存放】

1. PBS

NaCl	8.01g
KCl	0.20g
Na_2HPO_4 (无水)	1.15g
KH_2PO_4	0.20g

用蒸馏水溶解至900ml, 用1mol/L NaOH溶液和1mol/L HCl溶液调pH至7.4, 最后定容至1 000ml。

室温下可保存1个月。

2. 常熔点琼脂糖 (0.8%)

常熔点琼脂糖　　　　　　　　　　　　　　80mg

溶于10ml PBS, 微波炉或高压锅中溶解至透明, 可在溶解后定容。

现用现配。

3. 低熔点琼脂糖 (0.8%)

配法同常熔点琼脂糖配法。

4. 细胞裂解液

NaCl	2.5mol/L
Na$_2$EDTA	100mmol/L
Tris base	10mmol/L
肌氨酸钠	1%

用前加入 1%Triton X-100,磁力搅拌器至少搅拌 15min。

NaOH 溶液调 pH 至 10.0。

加入 Triton X-100 之前的溶液可在 4℃冰箱或室温下存放。

注:①高盐溶液中 Na$_2$EDTA 需加热搅拌方可快速溶解;

②Na$_2$EDTA 在 pH 8.0 时易于溶解;

③用固体 NaOH 调 pH 时,每 100ml 溶液约需 4 粒。

5. 电泳缓冲液

NaOH	300mmol/L
EDTA	1mmol/L
DMSO	0.2%
8- 羟基喹啉	0.1%,pH≥13.0

室温下存放 2 周。

6. Tris-HCl(0.4mol/L,pH 7.5)

Tris base	48.44g

溶于 950ml 双重蒸馏水,完全溶解后加入约 30ml 浓盐酸调 pH 至 7.5,最后定容至 1 000ml。

4℃冰箱或室温下存放。

7. 溴化乙锭(5μg/ml)

溴化乙锭	0.5mg

加入 100ml 蒸馏水中,磁力搅拌数小时,待其完全溶解后用铝箔包裹容器或转移至棕色瓶中室温下存放。

溴化乙锭是强诱变剂,操作时应戴手套。

8. 台盼蓝(0.4%)

台盼蓝粉	0.4g

溶于 100ml 生理盐水,加热使之完全溶解,用滤纸过滤除渣,装入试剂瓶内,贮存于 4℃冰箱,贮存时间不超过 2 周。使用时与细胞悬液按 1:9 混合,稀释 10 倍使终浓度为 0.04%。

(单士刚)

实验九　人类基因组 DNA 提取及 PCR 法鉴定性别

【预习】
遗传的分子基础、人类的性别决定机制。

【实验目的】
1. 掌握人外周血基因组 DNA 提取的原理和方法、聚合酶链式反应的操作步骤、琼脂糖凝胶电泳的检测方法。
2. 熟悉聚合酶链式反应在性别鉴定中的应用。

【实验原理】

一、人基因组 DNA 的提取

从不同组织细胞或血细胞中提取高质量 DNA 是进行基因分析的先决条件。制备高质量 DNA 的原则：①将蛋白质、脂类、糖类等物质分离干净。②尽可能保证 DNA 分子的完整。在提取 DNA 的反应体系中，蛋白酶 K 在十二烷基硫酸钠（SDS）和 EDTA 存在的情况下可将蛋白质降解成小的多肽和氨基酸。SDS 是离子型表面活性剂，主要作用是：①破坏细胞膜及核膜；②解聚细胞中的核蛋白；③与蛋白质结合，使蛋白质变性而沉积下来；④抑制 DNA 酶活性，使 DNA 分子尽量完整地分离出来。

二、聚合酶链式反应

聚合酶链式反应（polymerase chain reaction，PCR）是一种模拟天然 DNA 复制，在体外快速扩增特定基因或 DNA 序列的方法，该技术可以在短短数小时内使目标片段扩增数百万倍甚至以上。PCR 技术操作简单、快速灵敏、结果可靠，被广泛应用于医学基础研究、临床诊断、治疗、监控、预后判断等诸多领域，是生命科学研究中一项基本的实验方法和研究手段。

PCR 用于扩增特定的 DNA 片段，需要以下几个条件：
1. 有作为模板的 DNA；
2. 需要一对寡核苷酸引物引导新链的合成；
3. 作为新链合成原料的 4 种脱氧核苷酸三磷酸（deoxy-ribonucleoside triphosphate，dNTP）；
4. 热稳定 DNA 聚合酶；
5. 适当 pH 的缓冲液。

整个 PCR 过程由多次重复进行的温度循环周期构成，每一个循环周期由高温变性、低温退火及中温延伸 3 个步骤组成：①变性：在高温下（通常 94~98℃），双链模板 DNA 解链为单链；②退火：将反应混合物降温（通常 50~65℃），使引物与单链 DNA 模板上互补的序列结合；③延伸：将温度升高（通常 70~75℃），在热稳定 DNA 聚合酶及 Mg^{2+} 存在的条件下，以 dNTPs 为原料，从引物 3′ 端开始，按照模板链的序列，以 5′→3′ 的方向延伸，合成一条新的 DNA 链。如此反复经过 n 轮循环后，理论上扩增量应达 2^n 个拷贝。一般经过 30 个循环，DNA 扩增量可达上百万倍。

三、PCR 与人类性别鉴定

PCR 用于人类性别鉴定，通常用两段特定 DNA 引物扩增性染色体上的特定基因片段，以确定 X 或 Y 染色体的拷贝数。通常选用位于 X 染色体的 *ATL1* 基因和位于 Y 染色体的 *SRY* 基因片段作 PCR 扩增目标。*ATL1* 是人类 X 染色体上 *FMR1* 基因的一部分，定位于 Xq27.3，该基因与脆性 X 染色体综合征密切相关。*SRY* 基因定位于人类染色体 Yp11.3，该基因在男性性腺和性征发育方面起着决定作用。这两个基因片段都具有很强的染色体特异性。选用巢式 PCR 方法，即先扩增一段 DNA，然后以此 DNA 片段为模板，再扩增一个略短的 DNA 片段。这种方法敏感性较高，尤其适用于 DNA 样本较少的情况。

四、琼脂糖凝胶电泳

琼脂糖凝胶电泳是对 PCR 扩增产物进行分离、鉴定和纯化最常用的方法。PCR 产物经琼脂糖凝胶电泳，荧光染料染色，在紫外线灯下便可观察到扩增产物的有无及其在凝胶中的位置。在恒定强度和方向的电场中，DNA 片段在凝胶中的泳动速率在一定范围内是相对分子质量的函数，即相对分子质量越大，泳动速率越小。

【器材、试剂与材料】

1. 器材　PCR 自动热循环仪、电泳仪、电泳槽、凝胶成像仪、台式高速离心机、恒温水浴箱、电冰箱、微波炉、移液器、枪头、1.5ml 离心管、0.2ml PCR 薄壁管、离心管架。

2. 试剂

（1）蛋白酶 K（10mg/ml），−20℃保存。

（2）TE（pH 8.0）：10mmol/L Tris-HCl（pH 8.0），1mmol/L EDTA（pH 8.0），使用前需经高压灭菌。

（3）10% SDS（pH 7.2），室温保存。

（4）3mol/L NaAc（pH 5.2），高温灭菌，室温保存。

（5）饱和氯化钠、70% 乙醇、氯仿、饱和酚。

（6）PCR 试剂：模板 DNA（50ng/μl）、Taq DNA 聚合酶（5U/μl）、10×PCR 反应缓冲液、dNTPs（10mmol/L）、$MgCl_2$（25mmol/L）、灭菌蒸馏水。PCR 引物序列见表 9-1。

（7）琼脂糖凝胶电泳试剂：琼脂糖、1×TAE 缓冲液（pH 8.0）、DL2000 marker、荧光染料。

3. 材料　人外周血。

表 9-1　PCR 引物序列

PCR 扩增目标	PCR 引物序列
ATL1（X）	X1：5′-CCCTGATGAAGAACTTGTATCTC-3′
	X2：5′-GAAATTACACACATAGGTGGCACT-3′
	X3：5′-TCGCCTTTCTCAAATTCCAAG-3′
SRY（Y）	Y1：5′-CTAGACCGCAGAGGCGCCCAT-3′
	Y2：5′-TAGTACCCACGCCTGCTCCGG-3′
	Y3：5′-CATCCAGAGCGTCCCTGGCTT-3′
	Y4：5′-CTTTCCACAGCCACATTTGTC-3′

【实验步骤】

一、人外周血基因组 DNA 的提取

1. 取 0.5ml 抗凝全血于 1.5ml 离心管中，加入 0.8ml TE，轻轻吹打均匀，10 000r/min 离心 1min。

2. 弃上清液，加入 0.4ml TE，吸管轻轻吹打混匀，制成细胞悬浮液。

3. 加入 10mg/ml 蛋白酶 K 5μl（终浓度 100μg/ml），10%SDS 25μl（终浓度 0.5%），轻轻吹打混匀。

4. 37℃水浴过夜，或 50℃水浴 4h。

5. 加入 1/3 体积的饱和氯化钠，充分混匀，4℃静置 10min。

6. 10 000r/min，离心 10min，轻轻吸取上清置于另一 1.5ml 离心管中，加入等体积氯仿，混匀，10 000r/min 离心 10min。

7. 吸取上清于另一 1.5ml 离心管中，加入 1/20 体积的 3mol/L NaAc 混匀；加入 2 倍体积无水乙醇，轻轻混匀，10 000r/min 离心 1min。

8. 弃上清，加入 70% 乙醇 0.5ml，充分洗涤，以去除盐离子。

9. 10 000r/min 离心 1min，弃上清，打开离心管口，自然干燥 DNA 约 5min。

10. 加入 TE 250μl，4℃保存。

二、PCR 法鉴定人类性别

1. PCR1　在 50μl 反应液中含 20ng DNA 样本，X1、X2、Y1、Y2 的 PCR 引物各 2.5μmol/L，100μmol/L dNTPs，1U Taq DNA 聚合酶，5μl 10× 反应缓冲液。反应条件：94℃ 3min，（94℃ 1min，55℃ 1min，72℃ 1min）×40 个循环。

2. PCR2　在 50μl 反应液中含 2μl PCR1 反应产物，X2、X3、Y3、Y4 的 PCR 引物各 2.5μmol/L，其他反应条件同 PCR1，进行第二次 PCR。

三、琼脂糖凝胶电泳检测

1. 称取 1g 琼脂糖,置于三角瓶内,加入 100ml 1×TAE,在微波炉中加热至琼脂糖全部溶解。待其冷却至 60℃ 左右,加入 3µl 荧光染料,轻轻摇匀,均匀缓慢倒入制胶板中,避免产生气泡,插梳。室温下静置,待胶完全凝固后,轻轻拔出梳子,待用。

2. 将凝胶放入电泳槽中,加入 1×TAE 电泳缓冲液至胶面上约 1mm,取每个待测样本 10µl,各加 2µl 上样缓冲液,混匀后加入样品孔,100V 电泳 20min。

3. 电泳结束取出凝胶,置凝胶成像仪中观察并记录实验结果。*ATL1* 和 *SRY* 基因片段的巢式 PCR 产物分别为 261bp 和 198bp(图 9-1、图 9-2)。

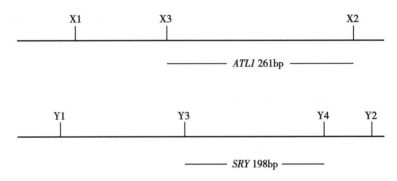

图 9-1　巢式 PCR DNA 扩增示意图

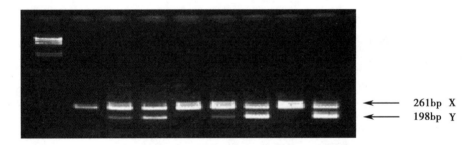

图 9-2　巢式 PCR 性别鉴定琼脂糖凝胶电泳带型

【实验结果与分析】

1. 对人外周血基因组 DNA 的提取产物进行琼脂糖凝胶电泳的结果分析。

2. 观察 PCR 产物琼脂糖凝胶电泳带型,判断泳道中样本的性别,说明判断依据。

【注意事项】

1. 最好使用新鲜、低温保存的样品材料,不要反复冻融。材料适量,过多会影响裂解,导致 DNA 量少,纯度低。

2. 所用器皿如试剂瓶、离心管、枪头等均应经过严格清洗、干烤或高压灭菌。

3. 在使用微量移液器依次加入不同试剂时,应注意及时更换枪头,调节刻度,以避免试剂污染或浪费。

4. 配琼脂糖凝胶、电泳时应戴手套,避免交叉使用。使用过的琼脂糖凝胶、电泳液、枪头、手套等应弃于指定地点。

5. 避免紫外线的辐射。

【思考题】

1. 除 PCR 外还有哪些鉴定人类性别的方法? 试比较它们的优缺点。

2. 影响 PCR 反应的主要因素有哪些?

3. 若琼脂糖核酸电泳结果出现 DNA 条带不清晰、拖尾,试分析原因。

(杨　芳)

实验十　人类 X 染色质标本的制备与观察

【预习】
性染色质、Lyon 假说。

【实验目的】
1. 掌握 X 染色质标本的制备方法并观察其形态。
2. 熟悉 Lyon 假说。
3. 了解 X 染色质形成的原理及其临床意义。

【实验原理】
正常女性体细胞间期细胞核经特殊染色后,紧贴核膜内缘有一个直径约 $1\mu m$ 的椭圆形深染小体,称为 X 染色质(X chromatin)或 X 小体(X body),属于兼性异染色质。最初由 M. L. Barr 等在雌猫神经元的间期细胞核中发现,也称为巴氏小体(barr body)。

在正常女性间期细胞核中有一个 X 染色质,而正常男性间期细胞核中没有。对此,Lyon 假说的解释为:正常女性体细胞内仅有一条 X 染色体有活性,另一条在遗传上是失活的,在间期细胞核中螺旋化成为异固缩的 X 染色质。间期细胞核内 X 染色质数比细胞中的 X 染色体数少 1,即 X 染色质数 =X 染色体数 –1。

在临床上,通过间期细胞核 X 染色质检查,可辅助诊断某些性染色体病;在产前诊断中,通过羊水细胞的 X 染色质检查可鉴定胎儿性别,对预防 X 连锁遗传病患儿的出生有一定意义。

【器材、试剂与材料】
1. **器材**　牙签、染缸、载玻片、盖玻片、显微镜、镊子、弯盘。
2. **试剂**　固定液(甲醇:冰醋酸 =3:1)、5mol/L HCl 溶液、0.2% 甲苯胺蓝染液。
3. **材料**　人口腔黏膜上皮细胞。

【实验步骤】
1. **取材**　用清水漱口数次,尽量去除口腔内的细菌及杂物。用牙签的钝头刮取口腔颊部内侧面数次(可稍用力),将刮取的细胞均匀涂抹在载玻片上。
2. **固定**　将 2~3 滴固定液直接滴加到载玻片上,以覆盖住全部口腔黏膜上皮细胞为宜。室温固定 20~30min,自然晾干。
3. **水解**　把标本片放入 5mol/L HCl 中,室温作用 10~15min。取出标本片,流水冲洗 1min,晾干。

4. 染色　将标本片放入 0.2% 甲苯胺蓝染液中染色 5~10min，取出标本片，流水冲洗，晾干，显微镜下观察。

【结果观察】

将制备好的标本置于显微镜下，先用低倍镜观察，可见到细胞中细胞核被染成蓝色，细胞质不着色或着色很浅，再转换高倍镜或油镜进行观察。在高倍镜下，选择可计数细胞作进一步观察。可计数细胞的标准为：细胞核膨大，核膜轮廓清晰而完整，核内染色质染色均匀，呈细网状或细颗粒状分布。在可计数细胞中找到核膜内缘有深染小体后，换油镜观察，可见 X 染色质呈三角形、扁平形或椭圆形。正常女性 X 染色质检出率一般为 10%~30%。

【注意事项】

1. 充分清洁口腔，避免细菌及杂物干扰 X 染色质的观察。
2. 细胞需充分水解，使 X 染色质易于显现。

【作业】

1. 绘制一个光镜下人口腔黏膜上皮细胞 X 染色质图。
2. 计算所做标本中 X 染色质的出现率。
3. 正常女性间期细胞核中出现 X 染色质有何意义？

（杨明理）

实验十一　Y染色体短串联重复序列的多态性分析

【预习】

人类染色体多态性。

【实验目的】

1. 掌握Y染色体短串联重复多态性的鉴定方法。
2. 熟悉人类短串联重复遗传多态性的基本原理。
3. 了解多重PCR技术在Y染色体短串联重复多态性鉴定中的应用。

【实验原理】

一、Y染色体短串联重复多态性

人类基因组中存在着大量核心序列为2~7bp的高度串联重复序列,重复次数从几次到数十次不等,被称为短串联重复序列(short tandem repeat,STR)。由于重复次数的变化,STR长度在人群中变异较大,构成了STR遗传多态性。STR分布于所有染色体中,多位于基因非编码区、内含子、启动子中。STR因其分布广、密度高、突变率低、稳定性好、多态信息量高等优点成为了人类理想的DNA遗传标记,被用于性别鉴定、亲子鉴定、基因作图、基因诊断、法医学鉴定等领域中。

Y染色体在遗传过程中除拟常染色体区外,其余部分不与X染色体发生交换、重组,称为非重组区。Y染色体非重组区序列的改变仅仅由突变引起,并具有高度多态性。1976年H. Cooke等首先报道了存在于人类Y染色体非重组区的STR。Y-STR的多态性分布具有明显的种族、民族、地域和家族等差异。由于呈父系遗传及单倍型遗传,同一家族中男性个体Y-STR分型结果理论上完全一致。因此,Y-STR反映了男性个体之间独特的遗传进化关系。已经发现的Y-STR达200多种,我们选择国际Y-STR单倍型数据库推荐使用的7个Y-STR基因座(*DYS19*、*DYS385*、*DYS389-Ⅱ*、*DYS390*、*DYS391*、*DYS392*及*DYS393*)鉴定Y-STR(表11-1)。

表11-1　Y-STR等位基因片段长度范围

等位基因	核心序列	重复数	片段长度
DYS19	CTAT/CTAC	8~16	178~210
DYS385	CAAA	10~22	252~300
DYS389-Ⅱ	TCTG/TCTA	23~31	353~385

续表

等位基因	核心序列	重复数	片段长度
DYS390	CTGT/CTAT	18~27	191~227
DYS391	TCTA	8~13	275~296
DYS392	TAT	7~16	236~263
DYS393	AGAT	9~15	108~132

二、多重 PCR 方法与 Y 染色体短串联重复多态性鉴定

PCR（polymerase chain reaction）即聚合酶链式反应，多重 PCR 是一种能同时扩增同一样本不同基因片段的技术，具有高效快捷、特异性强、敏感性高、成本低等优点。通过用两段特定 DNA 引物扩增 Y-STR，STR 的重复数不同导致 PCR 产物大小也不相同，结合 DNA 内标确定 PCR 产物大小可计算出 STR 重复数（图 11-1）。Y-STR 多态性鉴定通常选用 *DYS19*、*DYS385*、*DYS389-Ⅱ*、*DYS390*、*DYS391*、*DYS392*、*DYS393* 等 7 个 STR 基因座作为 PCR 扩增目标，选择多个 Y-STR 研究这些遗传多态性及在人群中的分布规律（表 11-2）。

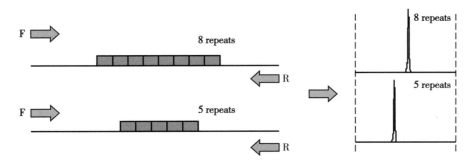

图 11-1　STR 基因座重复数检测原理示意图

表 11-2　Y-STR 基因座鉴定中的 PCR 引物序列

位点	引物序列
DYS19	5′-CTACTGAGTTTCTGTTATAGT-3′
	5′-ATGGCATGTAGTGATTACA-3′
DYS385	5′-CTAGACACCATGCCAAAC-3′
	5′-CCAATTACATAGTCCTCCT-3′
DYS389-Ⅱ	5′-CCAACTCTCATCTGTATTATCTATG-3′
	5′-GTTATCCCTGAGTAGTAGAAGAATG-3′
DYS390	5′-TATATTTTACACATTTTTGGGCC-3′
	5′-TGACAGTAAAATGAACACATTGC-3′
DYS391	5′-GTGGTCTTCTACTTGTGTCAATAC-3′
	5′-AACTCAAGTCCAAAAAATGAGG-3′

续表

位点	引物序列
DYS393	5′-GTGGTCTTCTACTTGTGTCAATAC-3′
	5′-AACTCAAGTCCAAAAAATGAGG-3′
DYS392	5′-TAGAGGCAGTCATGGCAGTG-3′
	5′-GACCTACCAATCCCATTCCTT-3′

【器材、试剂与材料】

1. 器材 PCR薄壁管、移液器、PCR扩增仪、ABI 3500XL型遗传分析仪、离心机。

2. 试剂 Chelex-100、Taq PCR MasterMix（含 $MgCl_2$、dNTP、Taq 等）、去离子水、甲酰胺、模板 DNA、10×电泳缓冲液、DNA内标。

3. 材料 男性外周血。

【实验步骤】

1. Chelex-100法快速提取男性样本 DNA，-20℃冰冻保存待用。

2. 基因座引物序列参照基因组数据库，引物合成，稀释引物。

3. 多重 PCR 扩增 7 个 Y-STR 位点：反应总体积为 15μl，含有 primer mix 2.5μl（10pmol/μl 上下游引物），模板 DNA 2.5μl，Taq PCR MasterMix 5μl，补灭菌去离子水至 15μl。扩增条件为：95℃ 10min；94℃ 1min，59℃ 1min，72℃ 1min，共 40 个循环；60℃ 60min，4℃保温。

4. 毛细管电泳检测分型 扩增产物 1μl 与 0.5μl GeneScan^TE Liz-500 内标和 8.5μl 去离子甲酰胺混合，95℃变性 3min 后，冰浴 3min，置 ABI 3500XL 型遗传分析仪上进行全自动毛细管电泳，以 Data Collection 软件收集数据，用 GeneMapper ID-X 软件对电泳数据进行基因分型分析。

5. 数据分析 各基因座的等位基因频率与 7 个基因座联合的单体型频率计算采用直接计数法，基因多样性（gene diversity, GD）的计算按公式（11-1）。

$$GD= \frac{n(1-\sum Pi^2)}{n-1} \qquad (11\text{-}1)$$

（Pi 为群体中每一种等位基因频率，n 为样本数）计算。

【作业与思考题】

1. 统计所测样品 7 个 Y-STR 基因座等位基因频率。
2. 试述 Y-STR 的应用。

（易浩安）

实验十二　遗传毒物对染色体诱变和细胞增殖影响的检测

【预习】

染色体及 DNA 的相关知识。

【实验目的】

1. 掌握染色体畸变率和细胞增殖指数的分析方法。
2. 熟悉几种常见的染色体畸变类型,识别畸变染色体。
3. 了解毒理遗传学研究的意义。

【实验原理】

细胞中的染色体在形态、结构和数目上,都是相对恒定的,但在某些物理、化学或生物因素作用下,染色体数目和形态结构可发生异常改变,称为染色体畸变(chromosome aberration)。能引起染色体畸变的因素称为诱变因素。染色体畸变可在自然因素作用下自然发生(自发畸变),也可在人工施加诱变因素的作用下诱导发生(诱发畸变),二者的原理和作用机制是相同的。通常诱发畸变因素的诱变作用比自然诱变因素的作用更强,因此可在短时间内发生染色体畸变。

遗传毒物是指应用任何一个检测遗传学的生物实验方法中,检出阳性反应的化学物质。遗传毒物的主要毒性表现是损伤 DNA 和染色体,是主要的诱变剂。诱变剂可使染色体着丝粒区或动粒结构 / 功能异常,也可使细胞在分裂过程中发生个别染色体的丢失或不分离,从而导致单体、三体等常见的染色体数目畸变。例如 45, X0; 47, XX(XY), +21 等。诱变剂还能使染色体发生断裂,断裂后的断片游离或是彼此间相互重接,便产生各种类型的结构畸变。常见的染色体结构畸变有断裂、缺失、易位、倒位、重复、插入、环状染色体、等臂染色体、三射体、四射体、交联、粉碎等。这些畸变类型可以通过染色体非显带标本或显带标本的镜检观察到。通过观察统计染色体畸变次数和畸变细胞数可计算出染色体畸变率和畸变细胞率。一般来说,诱变因素作用越强,染色体畸变率和畸变细胞率就越高,而且研究证明,导致染色体畸变的诱变剂,常常也是致癌剂。因此,染色体畸变率和畸变细胞率已成为检测致突变物和致癌物的常用参数。

遗传毒物还表现出影响细胞增殖的毒性,其机制可能包括染色体损伤、细胞骨架破坏和细胞增殖所需的酶功能缺失,导致细胞增殖缓慢或受阻,细胞增殖指数下降。通过观察统计标本片中分裂细胞和间期细胞的数量比例可以检测细胞增殖指数的变化和某种药物对细胞增殖能力的影响。

【器材、试剂与材料】

1. 器材 离心机、普通天平、恒温培养箱、注射器、剪刀、镊子、普通光学显微镜、擦镜纸等;细胞培养用品同本书实验二。

2. 试剂

(1)诱变剂:环磷酰胺,或顺铂,或其他诱变剂;

(2)细胞培养和染色体制备用试剂:RPMI 1640 培养基、小牛血清、秋水仙素、植物凝集素(PHA)、肝素、KCl 低渗液、甲醇、冰醋酸、0.1mol/L 磷酸缓冲液(pH 7.4~7.6)、Giemsa 原液、聚维酮碘消毒液、75% 酒精、二甲苯、香柏油。

3. 材料 小鼠或者培养的细胞。

【实验步骤】

一、生物材料染毒与染色体制备

方案一:动物体染毒

1. 受试动物染毒 选择体重 18~20g 的健康小鼠,雌雄不限,分成 1 个阴性对照组和 3~4 个不同剂量的受试物(诱变剂)实验组,每组 4~6 只动物,按照实验设计的染毒剂量和染毒途径对动物进行急性染毒。环磷酰胺经腹腔注射的染毒剂量可在 4~40mg/kg 体重,在检测其他诱变剂时常作为阳性对照药物。末次染毒 12h 或 24h 后处死小鼠,处死前 2~3h 腹腔注射 200μg/ml 秋水仙素(注射量按 1μg/g 体重计算)。

若经研究不同性别的受试动物对某种诱变剂的敏感性有显著差异,应该选择敏感者为实验动物。

2. 染色体标本制备 动物染色体畸变检测实验最常用的细胞是骨髓细胞。骨髓细胞的染色体标本制备同本书实验一。

方案二:培养细胞染毒

以培养细胞检测诱变剂,既可以用短期培养的淋巴细胞,也可用传代培养的淋巴细胞和其他所有种类细胞。

1. 细胞染毒 以培养的淋巴细胞为材料,按照实验设计将待测诱变剂分别以 3~4 个不同剂量加入细胞培养瓶中,继续培养若干时间对细胞染毒。顺铂的染毒剂量可在 0.05~0.5mg/L。其他待测诱变剂可根据实验研究目的,设计确定染毒剂量和毒性作用时间。对诱变剂的检测应同时设置阴性对照和阳性对照。培养细胞的染毒剂量应不影响细胞的生长增殖。

2. 染色体标本制备 培养细胞的染色体标本制备同本书实验二的步骤与方法。值得注意的是,不同类型的细胞最佳低渗时间有所不同。

二、染色体畸变类型与判断标准

遗传毒物诱发的染色体畸变主要是结构畸变,数目畸变极少发生。图 12-1 显示了多种类型的结构畸变,其名称及判断标准列于表 12-1。

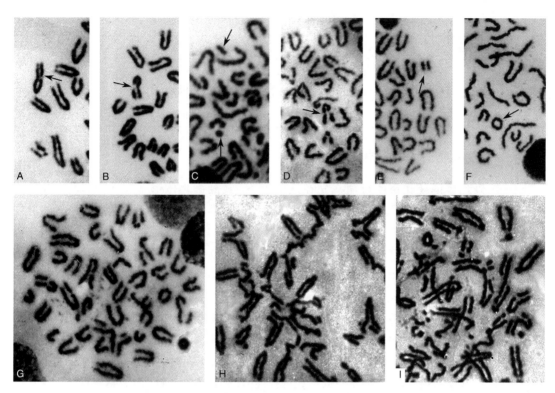

图 12-1　农药快杀灵（A~G）和顺铂（H~I）诱发的小鼠骨髓细胞染色体结构畸变

A. 染色单体裂隙；B. 染色单体断裂；C. 染色单体片段；D. 染色体裂隙；E. 无着丝粒片段；F. 染色体环；
G~I. 不同程度的染色体断裂与交联

表 12-1　染色体结构畸变的类型与判断标准

畸变名称	符号	判断标准
染色单体裂隙	tg	一条染色单体有一无着色区，其宽度小于或等于染色单体的宽度
染色单体断裂	tb	一条染色单体有一无着色区，其宽度大于染色单体的宽度，可能断开也可能与单体相连
染色体裂隙	sg	与染色单体裂隙相同，但影响存在于两条染色单体
染色体断裂	sb	断裂发生于两条染色单体的同一位置
染色单体缺失	td	一条染色单体的末端有缺失，比另一条染色单体短
染色单体片段	f	无着丝粒的染色单体片段
无着丝粒片段	af	两条平行的染色单体，无着丝粒
易位	t	两条以上的染色体之间的片段转移
三射体	tr	染色体排列成三射臂外形，有断裂和错误连接
四射体	qr	染色体排列成四射臂外形，有断裂和错误连接
粉碎性染色体	pu	一条染色体断成碎片
破碎细胞	puc	一个细胞中所有染色体均断裂成碎片
复合性重排	cr	涉及多条染色体的多重断裂和重接的复杂畸变

续表

畸变名称	符号	判断标准
染色体环	r	染色体两端缺失后,两端连接形成环状
微体	min	长度与染色单体直径相当的染色单体断片
双微体	dm	长度与染色单体直径相当的染色体断片

三、遗传毒物毒性效应的检测

1. 对染色体诱变作用的检测 先在低倍镜下,找到染色体形态与分散较好、数目完整的分裂象,将其移到视野中央,再用油镜观察。根据染色体结构畸变类型的定义并参照图 12-1,识别染色体裂隙、染色体断裂、染色单体裂隙、染色单体断裂、染色单体缺失、无着丝粒片段、染色体环及染色体交联等。常规染色体难以判断易位、倒位、重复、插入和染色缺失等类型畸变,可通过显带染色体标本观察确定。一个生物样本一般需计数 30 个分裂象中的染色体畸变类型与数目。畸变数目分类统计,可反映诱变特征。

2. 对细胞增殖影响的检测 染色体标本片中分裂象与间期细胞核可以明确区分,因此染色体制片还可用于检测细胞增殖指数。显微镜下观察时,先用低倍镜浏览整张标本片,选择细胞密度合适、均匀,分裂象的比例具有代表性的区域,在高倍镜下同时统计相同区域中的分裂象数和细胞核数(代表细胞总数)。为了降低主观选择性、增强计数客观性,应观察统计若干个连续视野,一个生物样本观察 2 张标本片,计数细胞总数应不少于 1 000。

3. 检测结果的统计分析 用公式(12-1)、(12-2)、(12-3)计算染色体畸变率、畸变细胞率和细胞增殖指数。最后用统计学方法进行统计分析,检验不同实验组之间检测指标的差异,得出统计结论。

$$染色体畸变率 = \frac{染色体畸变次数}{观察细胞数} \times 100\% \qquad (12\text{-}1)$$

$$畸变细胞率 = \frac{发生染色体畸变的细胞数}{观察细胞数} \times 100\% \qquad (12\text{-}2)$$

$$细胞增殖指数 = \frac{观察统计的分裂象数}{观察统计的细胞总数} \times 100\% \qquad (12\text{-}3)$$

【作业与思考题】

1. 染色体诱发畸变与自发畸变有何异同?
2. 染色体诱变研究有何生物学意义?
3. 设计一个研究方案,检测某种或几种诱变剂,撰写研究论文。

【试剂的配制与存放】

1. 遗传毒物 用无菌生理盐水配制成所需浓度,现用现配,不予存放。

2. 细胞培养试剂、染色体制备用试剂同本书实验二。

(单士刚)

实验十三　G6PD 缺乏症筛查和基因检测

【预习】
单基因遗传病、药物遗传学相关知识。

【实验目的】
1. 掌握氯化硝基四氮唑蓝纸片法筛查 G6PD 缺乏症的方法。
2. 熟悉聚合酶链式反应 - 限制性核酸内切酶图谱分析对 G6PD 基因进行分子检测的方法、琼脂糖凝胶电泳法检测 PCR 扩增和酶切结果。
3. 了解氯化硝基四氮唑蓝纸片法筛查 G6PD 缺乏症的原理、G6PD 缺乏症的聚合酶链式反应 - 限制性核酸内切酶图谱分析的原理、琼脂糖凝胶电泳法检测 PCR 扩增和酶切结果的原理。

【实验原理】
葡萄糖 -6- 磷酸脱氢酶（glucose-6-phosphate dehydrogenase，G6PD）缺乏症是最常见的人类酶缺陷病之一，在世界范围内约有 4 亿人受累。患者临床表现变化大，从无症状到新生儿黄疸、药物或感染造成的急性溶血、蚕豆病和重症慢性非球形红细胞溶血性贫血，严重者导致新生儿期胆红素脑病，造成死亡或永久性神经系统的损伤。

G6PD 是磷酸戊糖途径的第一个关键酶。红细胞磷酸戊糖途径是还原性辅酶Ⅱ（NADPH）唯一的来源，也是核糖的重要来源，而核糖是细胞分裂不可缺少的物质。G6PD 缺乏症的早诊断和预防是我国优生优育工作的一个重要组成部分，检测是否存在 G6PD 缺乏，给患者合理的忠告，避免使用可能引起溶血的药物，合适处理由此引起的新生儿高胆红素血症，是该病防治的重点。

G6PD 酶活性检测是临床最基本也最常用的筛查和诊断方法，目前有高铁血红蛋白还原试验、荧光斑点法、氯化硝基四氮唑蓝（p-nitro-blue tetrazolium chloride，NBT）纸片法、G6PD/6PGD 比值法和直接法等对该病进行筛查，这些方法存在各自的优点和缺点。其中，NBT 纸片法的原理是用 NBT 与吩嗪二甲酯硫酸盐（5-methylphenazinium methosulfate，M-PMS）递氢体作用，生成的 NADP 通过 M-PMS 递氢，使浅黄色的 NBT 还原成紫色的甲臜，G6PD 活性正常时滤纸片呈紫蓝色；中度缺乏时滤纸片呈淡紫蓝色；严重缺乏时滤纸片呈红色。此法的敏感性和特异性较好，操作简单、速度快且试剂易得，可单靠肉眼辨色判断结果，是目前普遍采用的方法。

G6PD 缺乏症是 *G6PD* 基因突变所引起的一种 X 连锁不完全显性遗传病，中国人最常见的 *G6PD* 基因突变分别是 G1388A、G1376T 和 A95G。不论是哪种基因检测方法，首先都要通过 PCR 扩增得到含有突变位点的 DNA 序列。*G6PD* 基因突变的检测方法有错配扩增酶切法（mismatch-PCR/RE）、突变特异性扩增系统（amplified refractory mutation system，ARMS）、聚合酶链式反应 - 限制性核酸内切酶图谱分析（PCR-RE）、DNA 直接测序法（DNA sequencing）、变性高效液相色谱

（denaturing high performance liquid chromatography，DHPLC）等。

限制性核酸内切酶（restriction endonuclease），简称限制酶，是识别并切割特异双链 DNA 序列的一种核酸内切酶。在体内，它们能将外来 DNA 切断，以限制异源 DNA 的侵入并使之失去活力，但对自己的 DNA 却无损害作用，从而保护细胞原有遗传信息。由于这种切割作用在 DNA 分子内部进行，故名限制性核酸内切酶；限制酶是基因工程中的重要切割工具。

琼脂糖凝胶电泳是用琼脂糖作支持介质的一种电泳方法。琼脂糖凝胶具有网络结构，物质分子通过时会受到阻力，大分子物质在泳动时受到的阻力大，带电颗粒的分离不仅取决于净电荷的性质和数量，而且还取决于分子大小，这就大大提高了分辨能力；但由于其孔径相当大，对大多数蛋白质来说其分子筛效应微不足道，现广泛应用于核酸的研究中。

DNA 分子在琼脂糖凝胶中泳动时存在电荷效应和分子筛效应。DNA 分子在高于等电点的 pH 溶液中带负电荷，在电场中向正极移动。由于糖 - 磷酸骨架在结构上的重复性质，相同数量的双链 DNA 几乎具有等量的净电荷，因此它们能以同样的速率向正极方向移动。

G6PD 缺乏症基因检测还可选择聚合酶链式反应 - 限制性核酸内切酶图谱分析（PCR-RE）进行检测。通过 PCR 使正常人和 G6PD 缺乏症患者的血液 DNA 扩增得到第 11~12 外显子序列（265bp）；纯化后用限制性核酸内切酶 *Nde* I 进行酶切后，正常人 1 388 位点为 G，缺乏酶切位点不被切开；G6PD 缺乏症患者 1 388 位点突变为 A，酶切后呈现 196bp 和 69bp 片段。琼脂糖凝胶电泳检测正常人为 265bp 一条带，G6PD 缺乏症患者为 196bp 一条带，69bp 片段太小，电泳不可见。

【器材、试剂与材料】

1. 器材 25ml 棕色试剂瓶、眼科镊、60mm 培养皿、8 孔或 12 孔酶标条、滤纸片、弯盘、酒精棉球、解剖镊、试管架、采血针、微量加样器（200μl、20μl）、标记笔、80ml 烧杯、水浴锅、枪头盒（200μl、10μl）、加样枪头（200μl、10μl）、牛皮纸（或报纸）、离心管（1.5ml、200μl）、金属饭盒（或 250ml 烧杯）、96 孔酶标板 / 条、浮漂板、PCR 热循环仪、水浴锅、PE 手套、电泳仪、水平电泳槽、凝胶成像系统、100ml 三角瓶、封口胶。

2. 试剂 NBT、M-PMS、盐酸、葡萄糖 -6- 磷酸钠盐（G-6P-Na$_2$）、氯化镁、Tris-HCl、氧化性辅酶Ⅱ（nicotinamide adenine dinucleotide phosphate，NADP）、Dream Taq Green PCR Master 2 × Mix、无水乙醇、70% 乙醇、*Nde* I 限制性核酸内切酶、灭菌双重蒸馏水琼脂糖、0.5 × TBE 电泳缓冲液、6 × 上样缓冲液、100bp DNA 分子量标记、GoldView 染料。

3. 材料 24h 内采集的男性个体抗凝血（筛查用，由男同学自愿提供）、正常人和患者的血液基因组 DNA、PCR 扩增阳性对照和酶切阳性对照（分子检测用）。

【实验步骤】

一、G6PD 缺乏症筛查

1. 配制检测试剂 M-PMS 20μl、G-6P-Na$_2$ 80μl、NBT 100μl、NADP 0.1μl、MgCl$_2$ 20μl、Tris-HCl 160μl 混匀。

2. 将纸片置于酶标板的孔中。

3. 取 1 滴抗凝血(10μl)于纸片上,晾干。

4. 加 1 滴单蒸馏水(20μl),使其溶血。

5. 加 1 滴(20μl)检测试剂。

6. 37℃水浴,15~20min 内观察结果。

7. 蓝紫色为阴性(正常人),红色为阳性(患者)。

8. 迅速拍照记录结果。

二、G6PD 缺乏症 G1388A 突变检测

1. PCR 反应体系　反应体系(表 13-1)中前四种试剂可先混合后分装,然后依次加入 DNA,混匀。

表 13-1　PCR 反应体系

溶液组成	30μl 反应体系	最适浓度
灭菌双重蒸馏水	12.8μl	
上游引物	0.6μl(10μmol/L)	0.3~1μmol/L
下游引物	0.6μl(10μmol/L)	0.3~1μmol/L
Taq-Mix	15μl(2×)	1×
血液基因组 DNA	2μl	0.1~1μg

2. PCR 反应条件　在 Bio-Rad 热循环仪上按照以下条件进行 PCR 扩增:
95℃ 3min;95℃ 30s,60℃ 30s,72℃ 30s,35 个循环;72℃ 10min。

3. PCR 产物纯化　酒精沉淀法(由实验准备教师提供准备好的纯化后 PCR 产物)。

4. Nde I 酶切反应体系　灭菌双重蒸馏水 6.8μl、10×buffer4 2μl、Nde I 内切酶 1.2μl(10U)、PCR 产物 10μl;前三种试剂可先混合后加入 PCR 产物中。

5. Nde I 酶切反应条件　37℃,1.5h。

6. 酶切产物纯化　酒精沉淀法(由实验准备教师完成)。

7. 配制 2% 琼脂糖凝胶　称取 1.33g 琼脂糖粉末于三角瓶中,加入 60ml 0.5×TBE 电泳缓冲液,微波炉中加热 1.5min,边加热边混匀。

8. 倒胶　选择合适大小倒胶板放入水平电泳槽中,待凝胶冷却至 55℃时加入 2μl GoldView 染料后混匀,倒入倒胶板中,插上电泳梳。

9. 待凝胶彻底冷却凝固后小心拔出电泳梳,连同倒胶板一起放入装有 0.5×TBE 的电泳槽中,上样孔朝向负极(黑色)。

10. 取每个酶切产物和酶切阳性对照各 5μl 逐个与 1μl 6× 上样缓冲液混匀。

11. 上样　取 5μl PCR 扩增产物和扩增阳性对照小心地依次加入上样孔中,然后依次加入混合好的酶切产物和酶切阳性对照,第一孔空出。

12. 在第一孔中加入 2μl 100bp DNA 分子量标记。

13. 盖好电泳槽,接通电源,打开电泳仪,330V 电泳 8min。

14. 关闭电泳仪和电源,打开盖,取出倒胶板及凝胶。

15. 在凝胶成像系统上观察结果并保存照片。

【注意事项】

1. 用于筛查的血液要求是24h内采集的抗凝血。

2. 酶标板取出纸片,洗净后可重复使用。

3. 基因检测严格按照反应体系和条件使用高压灭菌后的器材进行操作。

4. PCR和酶切反应加样过程中应保证不被污染;在PCR扩增过程中设置阴性对照监测污染。

5. 把握琼脂糖凝胶加热的温度,以免溢出。

6. 上样时小心操作以免样品溢出加样孔而造成阴性实验结果。

【结果观察】

G6PD缺乏症筛查:G6PD活性正常时滤纸片呈紫蓝色;中度缺乏时滤纸片呈淡紫蓝色;严重缺乏时滤纸片呈红色。

G1388A突变检测:PCR扩增得到 *G6PD* 基因的第11~12外显子265bp DNA片段。酶切后正常人仍为265bp;G1388A突变G6PD缺乏症纯合子患者为196bp和69bp片段,69bp片段太小,琼脂糖凝胶电泳不可见。因此,电泳检测正常人为265bp一条带,G6PD缺乏症患者为196bp一条带。

【作业】

拍照并记录实验结果,统计本实验室中所有筛查对象的筛查结果,计算基因频率和基因型频率,并对结果进行分析。

【试剂的配制与存放】

1. NBT溶液(3mg/ml)

NBT	15mg
三重蒸馏水	5ml

溶解后过滤,棕色瓶中保存2周后使用。

2. M-PMS(0.6mg/ml)

M-PMS	6mg
三重蒸馏水	10ml
0.01mol/L HCl(pH 3.8)	0.1ml 1滴

棕色瓶盛装,暗处存放,可保存2周以上,若变绿,重新配制。

3. 葡萄糖-6-磷酸钠盐(G-6P-Na$_2$)(6.25mmol/L)

G-6P-Na$_2$	10mg
Tris-HCl(pH 7.4,0.25mol/L)	4ml

0℃可保存1个月以上。

4. 6PGD(6mmol/L;比值法时需要用)

6PGD	22mg

三重蒸馏水	10ml

5. MgCl₂（0.12mol/L）

MgCl₂	2.44g
ddH₂O	100ml

6. Tris-HCl（0.5mol/L）

Tris-HCl（分子量 121.14）	7.057g
ddH₂O	80ml

调 pH 至 8，定容至 100ml。

若分子量为 157.64，则加 7.882g；4℃可保存 1 个月。

7. NADP（6.25mmol/L）

NADP	10mg
Tris-HCl（pH 7.4，0.25mol/L）	2ml

0℃可保存数月。

若为含 70% 的制品则 14mg。

8. TBE 电泳缓冲液（0.5×）

首先配制 EDTA（0.5mol/L）

EDTA（分子量 372.24）	306g

ddH₂O 定容至 50ml，调 pH 8.0。

TBE 母液（5×）

Tris 碱	54g
硼酸	27.5g
0.5mol/L EDTA（pH 8.0）	20ml

ddH₂O 定容至 1 000ml。

用前稀释至 0.5×TBE。

（张志敏　张青峰）

实验十四　姐妹染色单体差别染色及SCE分析

【预习】

染色体相关知识。

【实验目的】

1. 掌握姐妹染色单体差别染色技术和制作姐妹染色单体交换标本的方法。

2. 熟悉 SCE 的观察及分析方法。

3. 了解 SCE 频率变化的意义。

【实验原理】

　　染色体复制过程中同一条染色体中的两条染色单体间发生遗传物质的互换称为姐妹染色单体交换(sister chromatid exchange, SCE), SCE 是与 DNA 的损伤修复和 DNA 复制紧密相连的自然过程。如果在 DNA 复制过程中进行 DNA 损伤的修复,就有可能发生姐妹染色单体交换。在 DNA 复制的过程中,核苷类似物 5-溴脱氧尿嘧啶核苷(BrdU)可以代替胸腺嘧啶核苷(T)掺入到新复制的 DNA 链中,哺乳动物细胞在含 BrdU 的培养液中培养,第二次分裂后出现双股均含 BrdU 的 DNA,由于双股均含 BrdU 的 DNA 分子构型有变化, Giemsa 染液染色时就可清楚看到双股都含 BrdU 的 DNA 链所组成的单体着色浅,而仅一条链含 BrdU 的单体着色深。根据两条姐妹染色单体所显示的深浅不同,可以区分中期染色体的姐妹染色单体。

　　姐妹染色单体互换是完全的、对称的。由于姐妹染色单体染色上的明显差异,如果姐妹染色单体间在某些部位发生互换,则在互换处可见有一界限明显、颜色深浅对称的互换片段。SCE 频率是反映 DNA 损伤程度的最敏感指标之一。由于 SCE 能灵敏地检测染色体的变化,表现出剂量-效应关系,还可以将姐妹染色单体交换频率列为检测致突变物、致癌物的常规指标之一。

【器材、试剂与材料】

　　1. 器材　一次性静脉血样采血针(2ml 或 5ml)、止血带、采血管、棉签、培养瓶、恒温 CO_2 培养箱、超净工作台、高压蒸汽消毒锅、无菌正压滤器、离心机、刻度离心管、吸管、恒温水浴锅、分析天平、架盘天平、量筒、烧杯、搪瓷盆、试管架、解剖剪刀、镊子、酒精灯、染色缸、光学显微镜、载玻片、擦镜纸、紫外线灯。

　　2. 试剂　RPMI 1640 培养基、小牛血清、秋水仙素、植物凝集素(PHA)、肝素、Giemsa 染液、2×SSC 液、BrdU 溶液、青霉素、链霉素、固定液等。

　　3. 材料　新鲜人静脉血 2~5ml。

【实验步骤】

1. 采血前准备　对实验用品进行清洁、无菌处理；在无菌工作台上往无菌培养瓶里加入 5ml RPMI 1640 培养基，补加 PHA（终浓度 4%），青霉素（终浓度 200U/ml）。

2. 采血　用无菌注射器抽取肝素稀释液 0.2ml，润湿针筒内壁，推出多余肝素。用聚维酮碘消毒液将供血者肘部皮肤消毒，使用橡皮管结扎静脉回流的上端，抽取受试者静脉血 2ml，轻轻摇匀，待用。

3. 接种　在无菌工作台上，先用聚维酮碘或 75% 酒精消毒培养瓶的瓶塞，然后插入针头，将抽取的抗凝血迅速接种到培养瓶中，每瓶接种全血 0.3ml（7 号针头 15 滴左右），轻轻摇匀。

4. 细胞培养　置 37℃ 培养箱中培养 72h，24h 后于培养液中加入 BrdU，最终浓度 10μg/ml，避光条件下继续培养，终止培养前 2.5h 用注射器向培养物中加入秋水仙素，最终浓度为 0.02μg/ml。

5. 收集细胞制片　用 0.075mol/L KCl 低渗 20min，用甲醇：冰醋酸（3:1）的固定液固定两次，每次 15min，用气干法制片，1d 以后将染色体制片放入 70~80℃ 烤箱中烘烤 1~2h。

6. 姐妹染色单体染色　将标本片放入培养皿中，加 2×SSC 数滴于玻片上，盖一张擦镜纸为宜，并在培养皿中加入 2×SSC 使之浸在玻片底面，把培养皿置于预温 75℃ 水浴锅平板上，距紫外线灯管（15~30W）5cm，照射 30min，其间滴加数次 2×SSC，勿使擦镜纸干燥。用 3%Giemsa 染液染色 5~10min，自来水冲洗晾干即为 SCE 标本。

7. SCE 观察计数　选择染色体分散良好、长度适中、轮廓清晰、数目完整、分化良好的第二周期的分裂象进行计数。人体姐妹染色单体交换（SCE）的计数方法：

（1）凡是在染色单体端部出现互换，记为 1 次交换。

（2）在染色单体中间出现互换，记为 2 次交换。

（3）如果在着丝粒处发生交换，需判明是否为扭转，不是扭转的为着丝粒部位交换，记为 1 次交换。每一份标本至少需要计数 20~50 个细胞的染色体，按照公式（14-1）计算 SCE 平均交换频率。

$$\text{SCE 平均交换频率}\left(\frac{次}{细胞}\right)=\frac{交换总次数}{细胞数} \tag{14-1}$$

【作业】
选择细胞轮廓完整、染色体数为二倍体的中期分裂象进行 SCE 分析。

（谢　健）

主要参考文献

［1］ MOORHEAD P S, NOWELL P C, MELLMAN W J, et al. Chromosome preparations of leukocytes cultured from human peripheral blood. Experimental Cell Research, 1960, 20(3): 613-616.

［2］ 蔡绍京, 李学英, 夏米西努尔·伊力克. 医学遗传学. 4版. 北京: 人民卫生出版社, 2022.

［3］ 杨建一. 医学细胞生物学与医学遗传学实验指导. 3版. 北京: 科学出版社, 2015.

［4］ SINGH N P. Microgels for estimation of DNA strand breaks, DNA protein crosslinks and apoptosis. Mutation Research, 2000, 455(1/2): 111-127.

［5］ 刘灵奕, 刘玉清, 王国钦. 彗星试验检测石棉对 V_(79)细胞 DNA 损伤的研究. 卫生毒理学杂志, 2002, (01): 14-17.

［6］ 杜少陵, 徐思斌. 医学遗传学实验与学习指导. 合肥: 中国科学技术大学出版社, 2012.

［7］ SÖHNER F, HANSSON N. Placing women in Cytogenetics: Lore Zech and the chromosome banding technique. Molecular Cytogenetics. 2021, 14(1): 40.

［8］ CASPERSSON T O. The William Allan memorial award address: the background for the development of the chromosome banding techniques. American Journal of Human Genetics, 1989, 44(4): 441-451.